우리가 몰랐던

암 자연치유 10가지 비밀

우리가 몰랐던

암 자연치유 10가지 비밀

후나세 슌스케 지음
이정은 옮김

중앙생활사

한국어판에 부치는 글

우리 주변에서는 지금도 암환자 150여 만 명이 올바른 암치료법을 찾으려고 우왕좌왕하고 있습니다. 그들은 슬픈 '의료 난민'입니다. 그리고 많은 사람이 허무하게 생명을 잃어갑니다. 일본에서 암은 전후(戰後) 거의 변동 없이 사망원인 1위입니다.

일본 후생노동성에서는 해마다 약 34만 명이 '암으로 죽는다'고 공표합니다. 하지만 이 숫자는 악질적 사기입니다. 오카야마대학 의학부 부속병원의 임상자료를 보면 '암으로 사망했다'는 암환자의 80%인 26만 명은 사실 암이 아니라 맹독 항암제 등 암치료의 처절한 부작용으로 '살해당한 것'입니다.

연간 26만 명이나 되는 의료 과실의 희생자…. 이 압도적인 숫자에 너무 놀라 현기증이 날 정도입니다. 항암제로 '살해를 당한' 암환자들의 억울함을 생각하면 가슴이 찢어질 것 같습니다. 유족들의 슬픔을 생각하면 눈물이 납니다.

어느 의사는 이렇게 고백했습니다.

"35년 동안 의사생활을 하면서 약 300명의 암환자를 수술했고, 약 500명에게 항암제를 투여했습니다. 분명히 말하지요. 이들 환자 중 생존자는 없습니다."

그는 약 800명의 환자를 '죽인 것'입니다. 즉 일본에서는 의사 한 명이 1,000명에 가까운 환자를 '죽이고' 있습니다.

이런 행위는 형법에서 규정한 '업무상 중과실 치사죄'라는 명백한 범죄 행위입니다. 맹독 항암제를 '죽을지도 모른다'고 생각하면서 투여하면 형법에서 규정한 '살인죄(미필적 고의)'가 됩니다. 이런 중대한 범죄가 해마다 26만 건이나 일어나는 것입니다.

그런데 의사들은 누구 하나 기소되기는커녕 체포도 되지 않습니다. 왜 그럴까요? 그건 약 15조 엔이라는 항암제를 둘러싼 이권을 지배하는 중추사령본부가 바로 정부이기 때문입니다.

이 책을 집필하면서 가장 큰 격려가 된 것은 나고야에 있는 '이즈미회(샘물모임)'라는 모임입니다. 이 모임 회장인 나카야마 다케시 씨는 50대 중반에 진행이 빠른 경성(硬性, scirrhous) 위암에 걸려 '치료될 확률은 3만 명에 1명', '6개월 시한부'라는 선고를 받았습니다. 그는 이대로 죽을 수 없다며 현미 한 숟가락을 60번 이상 씹고 또 씹어 먹으면서 결국 암을 극복했습니다.

그가 1990년 설립한 이즈미회는 암환자 약 800명이 모인 자조모임입니다. 이 단체가 놀라운 것은 회원들의 생존율입니다. 회원 구성원 가운

데 초기 암환자가 약 4분의 1이며 나머지는 중기 · 말기 암환자인데 이들은 연간 생존율 95%를 자랑합니다. 그것도 10년간의 평균치입니다(나고야대학 의학부 조사).

이즈미회 회원들이 암을 고치려고 특별한 일을 하는 건 아닙니다. 회원들이 지켜야 할 일은 세 가지입니다. ① 암은 낫는다고 생각한다, ② 현미 · 채식을 한다, ③ 운동을 한다. 이 세 가지만 철저히 실천하면 경이적인 생존율을 달성하는 것입니다.

더욱이 나카야마 회장은 "남한테 피해를 주지 않는 한 인생을 즐겨라!"라고 회원들을 격려합니다. 해마다 하와이 여행을 가는 것도 그 방법의 하나입니다. 또 온천여행을 하는 등 인생을 즐기는 자세가 면역세포를 활성화해 암을 퇴치 · 소멸시키는 것이 틀림없습니다.

나카야마 회장은 환하게 웃으며 이렇게 말했습니다.

"우리 회원들은 동년배의 건강한 사람들보다 더 오래 삽니다."

그 이유는 마음을 새롭게 하고 생활을 새롭게 하고 식사를 새롭게 함으로써 당뇨병, 심장병, 고혈압 등도 낫기 때문이라고 합니다. 또 그는 "암으로 병원에 가는 건 지옥행 신칸센을 타는 것과 같다"라고 단언합니다. "더구나 이 열차에서는 도중에 내릴 수 없습니다! 열차 이름은 '노조미(희망)호'입니다"라고 덧붙였습니다. 이 얼마나 짓궂은 이름입니까.

저는 이즈미회의 실천과 성과에 용기를 얻어 이 책을 집필하게 되었습니다. 이 모임뿐 아니라 현재 세계 곳곳의 암치료가 이처럼 자연대체요법으로 옮겨가고 있습니다.

1990년 미국 의회기술평가국(OTA) 리포트에 따르면 "암의 3대 요법, 즉 항암제, 방사선, 수술은 대체요법보다 훨씬 열등하다"라고 결론을 내리고 암치료에서 실패했다고 선언했습니다.

암이라는 진단을 받으면 거의 모든 사람이 공황상태에 빠져 병원, 의사, 항암제 등에 의지합니다. 하지만 그건 '지옥행 신칸센'을 타는 것과 마찬가지이며 그 열차의 종점은 관입니다.

이 책에서는 웃음요법, 자연요법, 채식요법, 온열요법, 운동요법, 호흡요법, 자연주택요법, 심리요법, 접촉요법, 이미지요법을 소개합니다. 누구든 오늘부터 당장 시작할 수 있는 요법들입니다. 그 효과는 이루 말할 수 없습니다. 부작용은 전혀 없이 자연치유력을 높이는 요법들입니다. 이런 것들이 의료의 왕도가 되어야 합니다.

하늘은 스스로 돕는 자를 돕는다는 말이 있습니다.

"건강도 치료도 남에게 맡기지 않고 내가 책임진다."

이는 암에만 해당하는 얘기가 아니라 만병을 고치고 건강하게 하늘이 주신 명을 다하는 길입니다.

한국에 계신 많은 분이 이 책으로 그 무엇과도 바꿀 수 없는 인생의 행복을 찾기를 진심으로 기원합니다.

후나세 슌스케

머리말

즐겁고 상쾌하게 암과 싸우자

언제부터였을까? 우리는 병에 걸리면 병원에 가서 의사에게 진찰을 받고 약국에 가서 약을 받는다. 이러한 일련의 행동이 너무나 당연시되고 있다. 90%가 넘는 사람들이 아무런 고민 없이 병원 문을 열고 들어간다.

우리가 굳게 신뢰하는 병원이 실은 병을 '고치는 곳'이 아니라 '만드는 곳'이라면? 이 얼마나 무서운 일인가! 설마 하며 손사래를 치면서 화를 내는 환자들도 많으리라. 나도 병원을 믿고 싶다. 그러나 이런 내 마음을 산산이 부서뜨리는 정보에 눈앞이 아찔해진다.

오카야마대학 의학부 부속병원에서 1년간 사망한 암환자의 진료기록을 자세히 조사했더니 80% 이상이 암이 아니라 항암제나 방사선 등 '암 치료' 부작용으로 죽었다. 게다가 이 충격적인 사실을 박사학위논문에 실어 발표하려고 했던 젊은 의사 눈앞에서 이 대학 학장은 논문을 갈기갈기 찢어버렸다.

이런 사실은 암으로 통원하거나 입원하면 당신도 80% 확률로 사망할지 모른다는 무서운 현실을 알려준다. 그래도 당신은 병원 문을 두드릴 자신이 있는가? 후생노동성 책임자인 의료과장(보험국)조차 "항암제는 아무리 사용하고 또 사용해도 효과가 없다. 이런 약에 보험을 적용해도 되는가!"라며 내부 고발한 사실을 아는가?

후생노동성 암치료 담당 기술관조차 "항암제는 맹독성으로, 이것으로 암을 고칠 수 없다는 것은 상식이다"라고 말했다. 그는 또 "맹독으로 사망한(살해당한) 환자는 매우 많다"라고 증언했다. 나아가 "항암제는 강렬한 발암물질이어서 투여하면 암이 다른 장기로 전이된다"라고 했다.

10명 중 1명 정도는 종양이 축소되지만 암세포는 유전자를 변화시켜 항암제를 무력화한다. 일본 암학계는 이러한 반항암제 유전자(Anti Drug Gene, ADG)의 존재를 감추는 데 급급했다. 그러나 일단 축소된 암종양은 악성화되어 5~8개월 만에 원래 크기로 재증식한다. 항암제를 복수 투여하면 단독 투여할 때보다 빨리, 많이 사망한다(미국 동해안 리포트 보고).

자기 자신에게 항암제를 투여하겠느냐고 의사 271명에게 질문했을 때 270명은 "아니요!"라고 대답했다. 도쿄대학 의학부 소속 교수 4명은 수천 명이나 되는 환자에게 항암제를 투여했지만 정작 자신들이 암에 걸리자 항암제를 거부하고 식이요법으로 암을 고쳤다.

항암제는 가격이 만만치 않으므로 병원에서는 항암제 사용을 중지하지 못한다. 일본의 암 이권은 연간 약 15조 엔으로 방위비의 세 배나 된다. 그러니 제약회사 등 암 마피아들이 떼 지어 달려들 수밖에 없다.

그래도 당신은 '항암제를 놔달라'고 의사에게 부탁할 용기가 있는가? 이제 암의 3대 요법(항암제, 방사선, 수술)은 무력해졌고 오히려 대체요법이 승리한다고 미국 정부도 인정했다(1990년 OTA 리포트 보고).

암치료만이 아니다. 현대 병원은 이제 환자를 치료하는 장소에서 살해하는 장소로 전락했다. 로버트 멘델존은 《나는 현대의학을 믿지 않는다(Confession of Medical Heretic)》라는 책에서 이렇게 지적했다.

"1973년 이스라엘에서 병원이 파업했다. 진찰해야 할 환자 수가 하루에 6만 5,000명에서 7,000명으로 줄었다. 파업은 한 달간 지속되었다. 그런데 파업기간에 사망자 수가 절반으로 줄었다!"(예루살렘 매장협회 조사) 파업이 끝나고 병원이 다시 문을 열자 사망률은 원래 수치로 돌아왔다. 이 수치야말로 인구의 절반이 '병원에서 살해당하고 있다'는 사실을 증명해주는 셈이다.

남미 콜롬비아 수도 보고타에서도 의사들이 52일간 파업하자 사망률이 35%나 떨어졌다. 로스앤젤레스에서는 18%가 떨어졌다. 두 곳 모두 병원이 다시 문을 열자 사망률이 파업 이전과 같은 수준으로 돌아갔다.

당신은 다음 사실을 알면 소스라치게 놀랄 것이다. 미국인 사망원인 중 1위는 '병원 내 의료사고'다. 희생자는 적게 봐도 78만 3,936명이며, 2위가 심장병으로 약 70만 명이고, 3위가 암으로 약 55만 명이다. 게다가 다음과 같은 증언도 있다.

"1년간 자동차 사고사보다 약 처방전 때문에 사망하는 사람이 많다. 안타깝지만 사실이다."(미국 의료진흥대학장 M. 잭슨 박사)

양심 있는 한 의사는 "현대 병원에서는 긴급의료 등을 포함하여 전체의 10%밖에 고칠 수 없다. 90%는 악화시키거나 죽이고 있다"라고 내부 고발을 하면서 가급적 병원을 가까이하지 말라고 충고했다.

일본의 대학 의학부에서 의대생들은 '치료법'을 배우지 않는다. 믿어지는가? 그들이 의사가 되고 나서 병원에서 맹목적으로 따르는 치료법이 〈치료 지침서〉라는 것이다. 2000년 이후만 봐도 600종 이상인 지침서는 대부분 수많은 학회 소속 교수들이 작성한다.

더욱 놀랄 일은 그들의 90%가 제약회사 등으로부터 거액의 기부금을 받는다는 사실이다. 금액만 해도 1~3조 엔이다. 알려진 것만 이 정도이니 '뒷돈'은 도대체 얼마나 될까! 즉 지침서를 작성하는 곳은 제약회사라는 말이다. '협력'하여 '뇌물'을 받는 의학부 교수들은 명의를 빌려주는 것과 같다. 제약회사에서 지침서를 만드니까 거센 파도와 같은 약물 공세 일색의 치료를 제시할 수밖에 없다. 전국의 의사들은 이를 맹목적으로 따른다. 그러면 병원 이익이 많아지고 이와 더불어 의사들 월급도 올라간다.

현재 전국 병원에서 실시하는 암치료도 제약회사가 만든 지침을 따른다. 여기에는 매우 다양한 항암제로 범벅이 된 '치료'가 제시돼 있다. 제약자본의 최고봉은 환자의 생명도 고통도 아니다. 오로지 의약품 매출, 거액의 이익일 뿐이다. 당신의 생명과 당신이 사랑하는 사람의 생명은 이제 실험쥐만도 못하게 되었다.

이상이 오늘날의 의료 실태다. 그래도 당신은 병원 문을 두드릴 수 있겠는가?

"병원에 가지 않고 암이 나을까?"

당신은 불안해질 수밖에 없다. 그런데 병원을 거부한 사람일수록 신기하게도 암이 나았다. '암환자학연구소'에서는 700명이 넘는 암환자가 자연치유되었다. '이즈미회'의 연간생존율은 95%나 된다! 말기암인 사람이 많은데도 말이다. 경탄하지 않을 수 없다. 이들의 공통점은 대부분 병원에 가지 않고 스스로 암을 완치했다는 것이다. 암이 나은 이들은 '의사가 포기한 사람'이거나 '의사를 포기한 사람'이다.

암환자학연구소가 회원들에게 추천하는 방법은 '마음가짐', '식생활', '생활습관'을 개선하라는 것이다. 이즈미회도 '마음가짐', '식생활', '운동'의 개선을 지도한다.

"그 정도로 암이 나을까?" 하며 믿기 어려울 테지만 암은 낫는다. 이 책을 보면 그 진실을 알게 될 것이다.

대체요법과 항암제, 방사선, 수술 '3대 요법'은 근본적으로 다르다. 후자는 암을 적으로 보고 항암제라는 '독', 방사선이라는 '독', 수술이라는 '메스'로 공격한다. 의사는 흔히 '암을 퇴치한다'고 말한다. 말 그대로다.

그러나 항암제의 독은 암세포뿐 아니라 환자의 모든 세포를 총공격한다. 나아가 맹렬한 발암성으로 새로운 암을 발생시킨다. 최악의 비극은 환자가 갖추고 있는, 암세포와 싸워야 할 면역세포를 전멸시킨다는 것이다. 항암제는 암세포는 죽이지 못하고 아군인 NK세포를 전멸시킨다. 그러므로 항암제를 맞아서 신나는 쪽은 암세포다. 화염에 휩싸인 집의 불을 끄려고 기름을 붓는 격이다. 항암제가 '암 응원제' 또는 '증암제'라고 불리는 까닭이다.

방사선의 부작용은 더욱 심각하다. 수술로 약해진 암환자에게는 어마어마한 스트레스다. 이 모두 면역력을 떨어뜨린다. 암의 3대 요법의 최대 결함은 환자가 갖추고 있는 자연치유력을 격멸해서 암과 싸울 힘을 없앤다는 점이다.

하지만 대체요법은 180도 다르다. 마음가짐, 식생활, 생활습관 등을 개선함으로써 자연치유력을 높인다. NK세포를 증식하고 활성화하여 암을 자연퇴축하거나 소멸시킨다.

최근 들어 미국에서는 암 사망자 수가 급속히 줄고 있다고 한다. 1990년 미국 정부가 암 3대 요법의 무효성을 인정했기 때문이다(OTA 리포트). 한 신문은 다음과 같이 보도했다.

"미국 암환자의 40~60%가 기도와 영양보충제 같은 보완대체요법을 시도하고 있다는 것을 미국암학회 조사로 알게 됐다."

암으로 진단되고 10~24개월이 지난 환자를 조사한 결과 '기도, 영적 체험을 시도했다' 61%, '기공 등 릴랙션' 40% 이상에 '종교적 치유', '영양보조제'도 각각 40% 이상 시도했다(3,139명 대답, 중복). 특히 여성, 청장년, 고수입 · 고학력일수록 '보완대체요법'을 시도하는 경향이 강했다고 한다. 이제 대체요법은 세계적 추세다.

이 책에서 소개한 웃음, 식사, 입욕, 운동, 호흡, 이미지 등 대체요법은 전부 즐겁고 간편하며 무엇보다 상쾌하다! 이것으로 암과 싸우는 면역세포가 급증하여 암은 자연퇴축하거나 완전히 치유될 것이다. 자, 안심하고 천천히 책장을 넘겨보자!

후나세 슌스케

차례

제2장 ——

웃음은 최상의 암치료법 : 웃음요법

웃으면 NK세포가 6배나 증가한다

제3장 ——

자연이야말로 최고의 암치료약 : 자연요법

자연치유력으로 암을 잡는다

제4장 ——
육식하지 않는 것이 암치료의 기본 : **채식요법**

고기는 암의 먹이, 대장암 · 유방암은 사망률 4배!

제5장 ——
몸이 따뜻하면 암이 낫는다 : **온열요법**

탕 안에서, 온천에서 몸을 따뜻하게!

제6장 ——
운동하면 암세포가 작아진다 : **운동요법**

손가락 하나라도 움직여라

제7장 —— 깊고 올바른 호흡으로 암을 다스린다 : **호흡요법**

노화의 주범, 활성산소를 줄이는 효과!

제8장 ——
암을 다스리는 '집'에서 산다 : **자연주택요법**

화학건축재료 · 전자파 · 콘크리트는 암의 주범

제9장 ——
고맙다고 하면 암이 사라진다 : **심리요법**

쾌감이라는 영양분으로 NK세포 증식

제10장 ——
파스타제·온습포로 몸을 정화한다 : **접촉요법**

간단한 방법으로 몸속에 쌓인 독소를 빼내자

제11장 ——

이미지가 암을 잡는다 : **이미지요법**

긍정적인 마음이 암을 물리친다

제1장

아무도 알려주지 않는 암의 진실

암치료, 아는 만큼 성공한다

＼항암제 치료는 의사들도 거부한다?／

연간 적어도 26만 명이나 되는 암환자가 암치료라는 명목으로 학살당하고 있다. 이 전율할 만한 사실은 거대 '암산업'으로 교묘히 은폐되어왔다. 의사 271명 중 270명은 정작 자신이 암에 걸리면 '항암제를 거부하겠다'고 밝혔다.

이 충격적인 현실을 먼저 직시하라!

그들은 항암제가 암을 치료하는 게 아니라 그저 환자를 고통에 빠뜨려 죽이는, 단순한 맹독물질이라는 사실을 잘 알기 때문이다(초월의식연구소 데라야마 신이치로 소장 조사).

암에 걸린 도쿄대학 의학부 암전문의 겸 교수 네 명은 항암제를 거부하고 식사요법 등 대체요법으로 암을 고친 뒤 활기차게 지내고 있다고 한다. 이 이야기를 듣고 온몸의 피가 거꾸로 솟는 것 같았다. 이들은 암환자가 식이요법 등의 대체요법으로 암을 치료하고 싶다고 어렵게 말을 꺼내면 이렇게 말한다.

"절대로 안 된다. 그런 치료법은 미신이자 속임수일 뿐이다."

그러고는 암환자들에게 악마와 같은 항암제를 주사해서 수백, 수천 명을 죽게 했다.

＼항암제는 효과가 없다?／

후생노동성 기술직 공무원이 "항암제가 암을 치료하지 못한다는 것은 알 만한 사람은 다 아는 사실이다"라고 털어놓아 많은 사람에게 큰 반향을 불러일으켰다. 그는 항암제가 맹독인 데다가 강한 발암물질이라는 사실을 알 만한 사람은 다 안다고 밝혔다. 또 암세포는 항암제에 금방 내성(耐性)을 갖는다는 반항암제 유전자(Anti Drug Gene, ADG)의 존재도 인정했다. 그는 한숨까지 지어가며 "암환자 대다수가 맹독성 항암제나 방사선의 부작용으로 죽어가고 있다"라고 덧붙였다.

후생노동성 보험국의 의료과장까지 공개 심포지엄에서 "여러분은 잘 모르겠지만, 항암제는 아무리 쓰고 또 써도 효과가 없다. 그래서 보험대상에서 제외해야 한다"라고 공언했다. 항암제를 관할하는 의료행정 책임자가 항암제는 효과가 없다고 서슴없이 발언했지만 어느 대중매체에서도 이를 보도하지 않았고 심지어 은폐하기까지 했다. 이 나라가 저 깊은 곳까지 썩어 문드러져 있기 때문이다.

그동안 내가 항암제 관련 책을 꾸준히 출판해온 것은 단순히 잘못된 항암제 치료 관행을 고발하는 것이 목적이 아니다. 암은 '대체요법', '살려는 마음가짐', '웃음' 세 가지로 낫는다는 진실을 세상에 알리고 싶었다. 당신과 당신 가족을 '학살'에서 지키고 싶었다. '살해당하고' 나서는 이미 늦기 때문이다.

＼ 현대의학이 암의 3대 요법만 고집하는 이유 ／

이 책에서는 지옥과 같은 절망에 빠진 암환자를 살육하는 현장을 철저히 파헤치려고 한다. 반면 희망의 등불과도 만날 수 있다. 바로 NPO(비영리조직)법인 '암환자학연구소'다. 대표인 가와다케 후미오(川竹文夫) 씨는 NHK 소속 디렉터였다. 그는 혼자 힘으로 신장암을 극복하고 일본 암의료의 절망적인 현실에 눈떠서 이 단체를 설립했다. 그리고 암과 관련해 대내외의 방대한 문헌을 수집해서 독파한 뒤 깨달음을 얻었다.

"현대 암치료법은 근본부터 잘못되었다! 우선 의학의 대전제부터 틀렸다. 암세포는 숙주(환자)를 죽일 때까지 무한 증식한다는 150년 전 독일학자 '피르호의 학설'이 지금까지 의학 교과서의 한 페이지를 장식하고 있다. 인간의 체내에서는 매일 약 5,000개나 되는 암세포가 만들어지는데 '피르호의 학설'이 옳다면 인류는 100만 년 전에 전멸했을 것이다."

피르호는 NK세포(Natural Killer Cell)처럼 암세포를 공격해 죽이는 면역세포의 존재를 완전히 무시했다. 어쩌면 그 옛날에는 면역세포의 존재조차 몰랐을지 모른다. 지금으로부터 30여 년 전에야 NK세포가 발견되었으니 말이다.

"첫 단추를 잘못 끼우면 어떻게 되는가? 암이론도 마찬가지다."

이것이야말로 양날의 칼이 아니겠는가! 이러한 가와다케 씨의 말에 반론할 암학자는 세상에 한 명도 없으리라.

가와다케 씨는 더욱 분노 섞인 목소리로 이렇게 말을 이었다.

"3대 요법 일변도인 지금의 암치료로는 환자는 올바른 정보와 진실을 볼 수 있는 눈이 가려져 의사가 전달하는 지극히 제한된 정보에 의존할 수밖에 없다."

의사들은 길 잃고 헤매는 암 난민을 학살의 3대 수단인 항암제, 방사선, 수술로 교묘하게 인도한다. 일본의 암산업이 연간 손에 넣는 이권은 전체 의료비의 절반이나 된다. 이 어마어마한 돈이 제약회사와 병원 그리고 정치가, 대중매체의 배를 불린다. 한 암환자 가족은 이렇게 속내를 털어놓았다.

"우리는 그들에게 돈벌이 수단에 지나지 않았습니다."

＼마음가짐에 따라 암 발병률에 차이가 있다?／

영국 런던대학의 유명한 심리학자 한스 위르겐 아이젱크(Hans Jurgen Eysenck) 명예교수의 연구 결과는 가히 충격적이다. 1,300여 명이나 되는 피실험자를 15년간 추적 조사한 결과 타율적이고 소극적인 성격 집단은 약 46%가 암으로 사망했다. 반면 자율적이고 적극적인 성격 집단은 겨우 0.6%만 암으로 사망했다. 암 발병률에서 무려 77배나 차이를 보인 것이다.

자기감정을 조절하며 능동적으로 사는 사람과 남에게 의지하며 수동적으로 사는 사람 사이에 이렇게 큰 차이가 있었다. 마음가짐 하나로 암 사망률에 엄청난 차이가 발생한다는 사실을 증명해준 셈이다.

이와 같은 사실이 또 다른 연구에서도 증명되었다. 영국의 학자 그리어의 유명한 연구가 그것이다. 다음 그래프에서 보는 바와 같이 암에 긍정적이고 전투적으로 맞선 암환자와 절망적이었던 환자는 생존율에서 약 5배나 차이가 있었다.

그는 암환자의 성격 유형을 A: 투쟁적이고 대항하는 사람, B: 부정하는 사람, C: 냉정하게 수용하는 사람, D: 절망감에 빠진 사람 네 종류로 구분했다.

암환자의 마음상태와 생존율–긍정적으로 맞서라! '마음가짐'이 당신을 구한다.

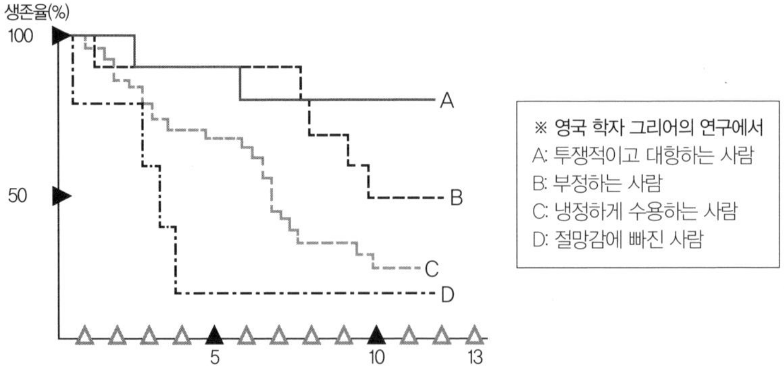

* 자료: 가와무라 노리유키, 《암은 마음가짐에 따라 낫는다!?》

이들 A~D군을 13년간 관찰했더니 가장 오래 생존한 것은 A군의 투쟁 타입이었다. 약 76%라는 경이적인 생존율을 기록했다. 6년 뒤부터는 누구 하나 사망한 사람이 없었다. 아마도 암은 자연퇴축되었거나 자연소멸되었을 것이다. 이들은 암과 싸워 완승을 거둔 승리자다.

반면 D군의 절망 타입은 겨우 4년 만에 약 15%로 격감했다. 즉 80% 이상이 암으로 목숨을 잃었다는 뜻이다. 같은 시기에 긍정적인 A군의 투쟁 타입은 90% 가까이 생존했다.

암을 대하는 마음이 긍정적이냐, 부정적이냐에 따라 이렇게 큰 차이가 발생한다는 사실에 당신도 놀랐을 것이다. 또 미국 스탠퍼드대학교 데이비드 스피겔(David Spiegel) 교수는 암환자 86명을 '1년간 심리요법을 실시한 그룹'과 '아무것도 하지 않은 그룹'으로 나누어 10년간 추적 조사했는데, '심리요법을 실시한 그룹'이 약 2배 넘게 오래 살았다.

이 사례에서도 암환자를 구한 것은 마음가짐이라는 사실이 입증되었다. 그러므로 절망하지 말고 적극적인 마음으로 맞서자! 그 '마음'이 당신 생명을 구한다.

\ 암은 완치되지 않는다? /

암환자학연구소 가와다케 후미오 대표는 NHK 재직 중 암에서 완전히 치유된 사람들을 소개하는 다큐멘터리 프로그램을 만들었다. 그 프로그램은 엄청난 반향을 불러일으켰고, 그에게 암이 정말로 나을 수 있다는 사실을 알게 됐다는 감탄어린 편지가 쇄도했다. 이때 그의 마음에 번뜩이는 게 있었다.

"암이 낫기 힘든 건 '원래 낫지 않는다'는 잘못된 믿음 때문 아닐까?"

의사나 대중매체, 나아가 환자 자신까지도 암은 낫지 않는 죽을병이라고 생각한다. 또 주변 친척들까지 당사자에게 암에 걸린 사실을 알리고 절망과 슬픔의 나락으로 떨어진다.

"그들 때문에 이중, 삼중으로 더해진 잘못된 믿음이 암을 낫지 않게 만들고, 이로써 잘못된 믿음이 더욱 확고부동해진다. 이러한 악순환이 암을 낫지 않는 병으로 만들고 있는 게 아닐까?"

암이 낫지 않는다는 잘못된 믿음은 부정적인 마음이다. 앞에서 소개한 아이젱크 교수의 실험을 떠올리자. 부정적인 마음은 긍정적인 마음에 비해 암 사망률을 77배나 높인다!

\ 암은 빙산의 일각일 뿐이다? /

암이 안 낫는 것은 암 자체의 문제라기보다 환자 자신이 문제였다. 가와다케 씨는 이 진리를 깨달았다. 그리고 자신이 암에서 완전히 치유된 경

암의 빙산이론-암(결과)을 제거해도 또다시 떠오른다

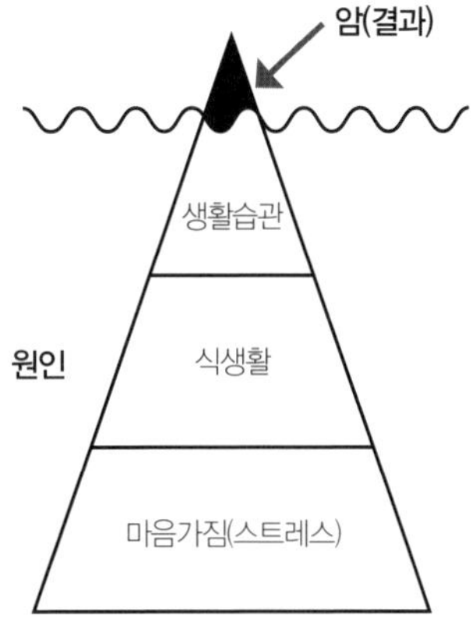

험을 바탕으로 암을 키우고 낫지 않게 하는 원인은 '① 생활습관(라이프스타일), ② 식생활, ③ 마음가짐(스트레스)'이라는 결론에 도달했다. 암은 이 세 가지의 결과물이다.

가와다케 씨는 이것을 빙산에 비유했다. 수면에 드러나 있는 것은 암(결과)이다. 현대의학은 암(결과)을 제거하면 낫는다고 한다. 그러나 그는 이를 부정했다.

"수면에 잠긴 빙산에는 그때까지 자신이 만들어온 것(원인)이 숨겨져 있다. 겉으로 드러난 빙산을 제거한들 '생활습관·식생활·마음가짐'을 개선하지 않으면 빙산은 언제고 다시 떠오른다."

생활습관을, 인생을 개선하지 않으면 암은 낫지 않는다. 이것이 진리다. 그러나 발병하기까지의 생활(마음가짐, 식생활, 일, 환경 등)에 신경 쓰는 의사는 거의 없다. 이에 니가타대학 대학원 의치학 종합연구과 아보 도오루(安保徹) 교수는 "암이 생기는 원인은 과도한 고민, 과중한 업무, 약물 과용이라는 3대 악(惡) 때문이다"라고 단언했다. 참으로 간결하고 지당한 말이다.

＼암이 몇 시간 만에 사라진다고?／

세계 의학계에 새로운 조류가 시작되고 있다. "마음이 병을 고친다." 이것이 의학의 궁극적 진리임을 최첨단 의학자들은 이미 깨닫고 있다. 그 대표적인 사람이 앤드루 와일(Andrew Weil) 박사다. 그의 저서 《자연치유(Spontaneous Healing)》는 전미 베스트셀러가 되었고, 와일 박사는 〈타임〉이 뽑은 '영향력 있는 25명의 미국인' 중 한 명으로 대서특필되었다.

제목에서도 알 수 있듯이 와일 박사는 '암의 3대 요법'과 같은 억압적 치료법을 정면으로 반대해왔다. 그는 마음의 치유를 중심으로 한 다양한 대체요법에 주목해온 것으로 알려졌다. 그는 "방사선요법과 항암제 화학요법은 미숙한 동시에 조잡한 방법이며, 두 방법 모두 시대착오적인 치료법이다"라고 단언했다.

자연치유력에 대한 와일 박사의 통찰력은 예리하다. 대표적인 것이 환자의 면역력이다. 그는 "때에 따라 커다란 종양세포가 몇 시간, 며칠 만에 사라질 정도의 위력을 보이는 일도 있다"라고 말했다. 대자연이 전해준 치유력의 위대함이란 참으로 대단하다.

와일 박사는 "암의 종합적인 치유로 가는 최대 희망은 면역반응이다"라고 했다. 아울러 치유에 필요한 다섯 가지 지혜를 다음과 같이 제시했다.

① 몸은 건강해지고 싶어 한다.

② 치유는 자연의 힘이다.

③ 몸의 각 부분은 하나로 연결되어 전체가 된다.

④ 마음과 몸은 분리되지 않는다.

⑤ 치유가의 신념이 환자의 치유력에 큰 영향을 미친다.

\ 자연치유이론이 암을 이긴다고? /

와일 박사의 치유이론을 실천하는 사람이 있다. 바로 암환자학연구소 대표인 가와다케 후미오 씨다. 그도 신장암을 극복한 암환자였다. 그는 자신이 투병한 경험에 더해 암을 완전히 치유한 사람들을 취재하면서 암은 낫는다는 깊은 확신을 갖게 되었다. 그는 이렇게 잘라 말했다.

"2005년 암 사망자는 32만 4,000명이며 매년 1만 2,000명씩 증가하고 있다. 이는 잘못된 암의 정의가 금과옥조(金科玉條)처럼 신봉되어왔기 때문이다. 정상세포가 갑자기 변이를 일으켜 암세포가 되고 숙주가 목숨을 잃을 때까지 무한 증식한다는 '피르호의 학설'이 바로 원흉이다."

"암은 곧 죽음이라는 잘못된 의학교육이 전국에서 실시되고 있다. 의사는 암에 걸리면 낫지 않는다고 태연하게 말한다. 게다가 재발, 전이되어 낫지 않는다고도 한다. 암에 대한 다른 정의는 배우지 않는다. 실은 NK세포가 온몸을 항시 정찰하며 암세포를 전멸시키고 있다. 따라서 피르호의 학설은 미신과 망상의 세계다."

그리고 그는 '암은 마음을 포함한 생활습관병'이라고 단언했다.

"의사는 암환자에게 생활습관을 고치라고는 전혀 지도하지 않는다. 암 치료 세계는 지금도 예전 가마 타던 시절의 정의가 버젓이 행세하는 암흑시대다."

그는 자신을 포함한 '암을 극복한 환자의 체험사례를 분석하여 체계화하고 새로운 암치료학의 창설'을 열의를 갖고 주장하고 있다.

가와다케 이론의 골자는 와일 박사의 자연치유이론과 통한다. 그는 '아는 게 힘'이라고 강조했다. 즉, 이러한 내용을 알고 이해한 암환자는 반드시 구원을 받는다는 것이다. 그러나 '모르고' 암의 3대 요법에 매달린 사람은 80% 확률로 살해당한다. 그야말로 몰랐다는 이유만으로 감당하기 힘든 지옥이 암환자를 기다리는 것과 같다.

또 ① 과도한 업무, ② 과도한 고민, ③ 과도한 약물 복용이라는 3대 과도함이 암을 만들어낸다는 아보 교수의 이론과도 공통점이 있다. 3대 과도함은 교감신경을 긴장하게 만들어 암세포를 공격하는 림프구(NK세포 등)를 줄인다는 면역이론과 거의 정확히 일치한다.

암이 좋아하는 다섯 가지가 있다?

가와다케 이론은 과식, 육식, 동물식 등은 활성산소를 발생시키는데 이것이 암 발병의 계기가 된다는 '활성산소 이론'과도 일치한다. 고칼로리, 고단백, 고지방, 고당분과 같은 네 가지가 높은 식생활이 암을 만든다. 또 칼로리가 부족하면 암세포와 정상세포가 다투게 되는데 반드시 암세포가 진다는 가와다케 씨의 설명도 흥미롭다. 그는 이같이 네 가지를 많이 먹는

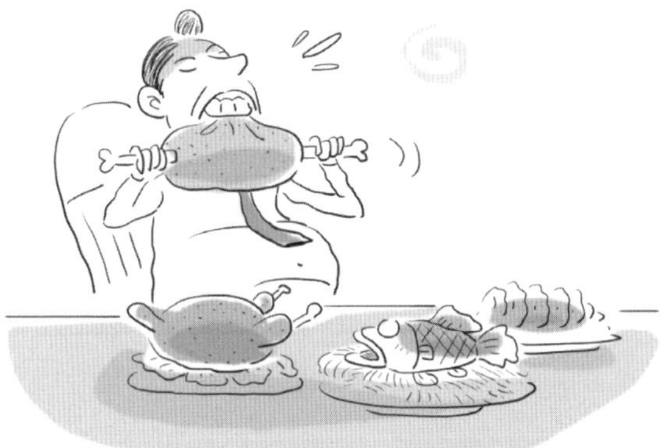

식생활과 백미는 암이 가장 즐거워하는 5관왕이라고 했다.

"현미는 생명의 사슬을 만족시키는 피트산(phytic acid)을 비롯해 필수 영양소가 풍부한 완전식품이다"라는 그의 영양론에 대한 설명은 가히 완벽하다. 또 "고지방식은 혈액을 끈적끈적하게 하여 모세혈관이 막히게 하고 암과 싸우는 NK세포 같은 림프구가 나아가지 못하게 만든다"라는 설명도 이해하기가 쉽다. 혈액순환장애는 가장 큰 암 발생 원인이다.

\ 암 자연퇴축과 신이 준 세 가지 무기 /

가와다케 씨는 신장암 적출 수술을 받고 퇴원한 뒤 매일 우울하게 보냈다. 그러다 암 관련 서적을 읽으면서 "암에는 자연퇴축이라는 게 있다"라는 문장과 만나게 되었다.

"암이 가만두어도 나을 수 있다는 건가!"

자신도 모르게 입 밖으로 나온 말이다. 곁에 있던 아내가 가만두어도 낫는다면 암도 별거 아닌가 보다며 미소 지었다. 이것이 가와다케 씨가 암 치유로 가는 스위치가 되었다. 그는 이렇게 말했다.

"그때 꺼졌던 전구가 딸깍하고 켜지더니 치유로 향하게 됐다. 인간의 마음은 나쁜 방향으로 가는 스위치도, 좋은 방향으로 가는 스위치도 켠다는 점에서 흥미롭다. 이러한 작용을 설명하는 것이 정신신경면역학이다."

[그림 A]를 가와다케 씨는 암치료의 '오류 트리오'라고 한다. 바로 ① 암의 3대 요법(항암제 · 방사선 · 수술), ② 부정적 이미지(암은 불치병), ③ '나았다'고 생각하는 마음(원인은 그대로) 세 가지다. 여기에 ④ 암에 걸린 것을 알리지 않는 일(환자를 속인다)을 더하여 '오류 4천왕'이라고 명명했다. 이것들은 암치료에 역행하는 작용을 한다.

[그림 A] 암치료 '오류 트리오'와 '오류 4천왕'

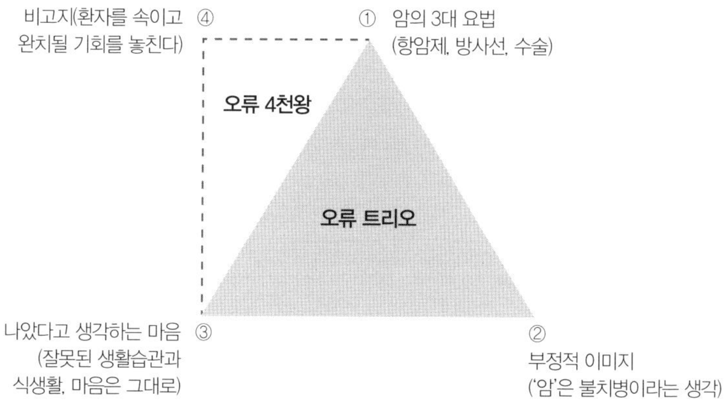

[그림 B]는 가와다케 씨가 이름 붙인 '암환자 마음의 오면경(五面鏡)'이다. "이것은 자기 자신을 비추는 거울이다"라며 그는 다음과 같이 설명했다.

A: 이미지는 몸의 설계도다. 나쁜 방향으로 생각하면 몸은 나쁜 방향으로 만들어진다. 이것이 정신신경면역학의 핵심이다.

[그림 B] 암환자 마음의 오면경–마음이 당신을 구한다!

- A **이미지** (몸 설계도) 좋게 생각하면 좋아진다.
- B **스트레스** 해석에 따라 피할 수도 있다.
- C **성격** 억지로 좋은 사람이 될 필요는 없다.
- D **우울** 우울한 마음에서 벗어난다.
- E **희망** 그때마다 희망을 간직한다.

B: 스트레스도 해석하기에 따라 피할 수 있다.

C: 일부러 '좋은 사람'이 되려고 노력할 필요가 없다. 너무 성실한 사람, 매사에 너무 노력하는 사람, 완벽주의자는 암에 걸리기 쉽다. 과하면 부족한 만 못하다는 말도 있잖은가.

D: 우울한 기분은 면역력을 떨어뜨린다. "활기차게 살려고 해도…" 하는 사람이 많은데 어쨌든 우울한 기분에서 벗어나려고 노력하자. 먼저 마음의 문을 바꿔 달아보자. 즐거운 일, 마음 편한 일을 찾아보자.

E: 희망에 차도 가끔은 우울해진다. 완치된 사람은 그때마다 '희망'을 하나씩 모은다. 그러면 우울해지는 횟수도 줄어들고 이것이 습관이 된다.

가와다케 씨는 명쾌하게 말했다. "암에 걸리기 쉬운 성격이라, 이제 와서 바뀌지겠는가? 나는 암에 걸리기 쉬운 '반응패턴'이라고 생각하면 된다. 그것을 바꾸는 연습을 하면 그만이다."

[그림 C]는 '암 승리자도' 체크 피라미드다. 암이 완치된 사람에게도 네 단계가 있다. 아래부터 무지(원인도 돌아보지 않고 재발하면 잘라내면 돼!), 의존(의사, 병원 등 오로지 외부에 의지), 안심(어쨌든 난관을 극복했다!), 감사(암에 걸리길 정말 잘했다!)…. 감사의 상태가 되면 '암은 고마운 존재'라며 아무리 퍼내도 마르지 않는 우물처럼 귀하게 여긴다. 그래서 이를 '웰러 댄 웰(weller than well)'이라고 이름 붙였다.

'암 완전치유'를 위해 신이 준 세 가지 무기가 있다. '반드시 낫는다!'는 신념을 지렛목으로 하고 지식을 지레로 삼으며 여기에 올바른 행동을 누구보다 빨리 실천한다.

[그림 C] '암 승리자도' 체크–네 단계 피라미드

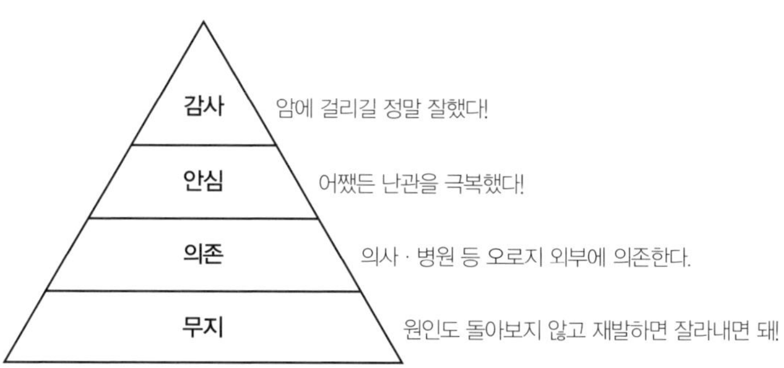

"의사에게서 3개월 시한부 선고를 받고도 완치된 사람이 있다. 암은 반드시 낫는다. 그런데 지식과 신념이 있어도 말만 앞세우고 행동하지 않는 사람은 '현미는 거칠다'거나 '한약은 쓰다'며 무슨 수를 써서든 자기 게으름을 정당화하고 변명한다. 앞만 보고 나아가야 한다. 암은 나으니까. 낫기만 하는 게 아니라 웰러 댄 웰(암에 걸린 다음이 더욱 행복) 단계로 모두 들어서게 된다. '신념 · 지식 · 행동'만 있으면 반드시 낫는다!"

세계 암전문의 중 '가와다케 이론'을 반박할 수 있는 학자는 한 사람도 없으리라.

암 완전치유를 위해 신이 준 세 가지 무기

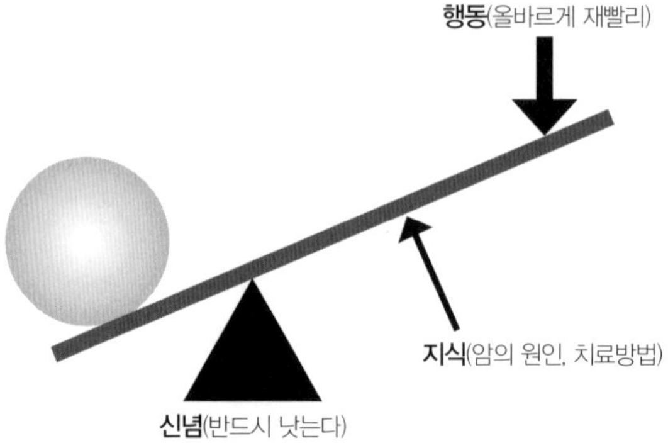

제2장

웃음은 최상의 암치료법
웃음요법

웃으면 NK세포가 6배나 증가한다

\ '웃음의학'의 선구자들 /

'웃음'이 암과 싸우는 NK세포를 증가시킨다는 것을 지금은 의사보다 암환자가 더 잘 안다.

국내외의 많은 선도 의사가 '웃음의료'를 깊이 연구하고 있다. 죽음을 선고받고 중병을 웃음으로 극복한 노먼 커즌(Norman Cousins), 웃음의료의 선구자 패치 애덤스(Patch Adams) 등 과감하게 웃음을 임상에서 추구하는 의사들이 많다. 이들은 가까운 미래의 의료 선구자들이다.

시바타클리닉 이타미 지로(伊丹仁朗) 의사는 웃으면 NK세포가 최대 6배나 급증한다는 놀라운 사실을 밝혀냈다. 그는 '난바 그랜드 가게쓰(일본 오사카에 있는 희극 전문극장)' 극장에 암환자 19명을 데리고 가서 3시간 동안 맘껏 웃게 한 다음 환자들의 혈액 중 NK세포 증감량을 측정했다. 그 결과 NK세포가 눈에 띄게 증가하였고, 6배나 늘어난 사람도 있었다. '웃음'으로 면역력이 증가되는 즉효성은 놀랍기 그지없다. 이 대담무쌍한 웃음 공개실험은 국제적으로도 높이 평가받아야 한다.

츠쿠바대학 명예교수 무라카미 가즈오(村上和雄) 박사의 연구도 대서특필되어야 한다. 그는 한 만담 콤비의 공연을 보고 박장대소한 청중의 유전자 변화를 측정하여 웃음이 유전자 스위치를 켠다는 사실을 세계에서 처음으로 입증해냈다.

무라카미 박사는 웃음으로 23개 유전자 스위치가 켜진다는 사실을 입증해냈고 그 연구업적이 '노벨의학상에 필적한다'는 칭송의 소리도 있다. 어쩌면 '웃음과 유전자'라는 세계 첫 연구가 노벨상을 수상할지도 모르겠다.

\ 웃음에 숨겨진 수많은 효용과 기적 /

웃음은 암만 낫게 하는 게 아니다. 잘 웃는 아토피 환자는 90%가 낫지만, 웃지 않는 환자는 10%도 낫지 않는다. 이는 아토피라는 질환에도 웃음이 크게 관여한다는 것을 증명해준다. 류머티즘 환자도 마찬가지다. 특효약이라고 불리는 고가의 의약품보다 웃는 편이 괄목할 만한 효과를 보인다는 점이 아이러니하다.

더욱 놀랄 일은 웃음이 당뇨병에 미치는 효용이다. 무라카미 박사의 실험에서 첫째 날에는 피험자에게 재미없는 강의에 참석시키고, 둘째 날에는 만담을 듣게 했다. 그러자 식후 20분 정도 웃었을 뿐인데 혈당치 상승이 약 40%나 억제되었다. 이 결과에도 해외에서는 경탄해 마지않는 칭송을 보내고 있다. '웃음'이 혈당치 억제 호르몬인 인슐린보다 효과가 있다면 당뇨병 치료의 첫걸음은 인슐린 주사보다 환자를 웃게 만드는 일이 아닐까.

흥미로운 사실은 웃으면 뇌로 가는 혈류가 증가한다는 점이다. 웃으면 기억력이 높아진다는 것도 실험으로 증명되었다. 시험을 앞둔 수험생은 긴장하기 마련이다. 친구들과 왁자지껄 담소하며 시험에 대비한다면 성적이 20%는 올라갈 것이다. 중성지방치도 평소보다 약 4배 이상 많이 웃은 뒤에는 28%나 감소했다는 보고도 있다.

다음 그래프에서 보듯이 웃음 효과 실험에서 '웃은 그룹'은 '웃지 않은 그룹'보다 스트레스 물질인 코르티솔 평균치가 30%나 줄었다. 또 긴장, 불안, 분노 등으로 증가한 심박수도 웃을 때마다 경감했다. 웃으면 뇌파에 알파파(평안), 베타파(활성)가 증가한다는 점도 관찰되었다.

이상에서 알 수 있듯이 '웃음'이 스트레스를 해소하고 뇌·근육·호흡을 활성화한다는 것이 과학적으로 입증되었다. 이처럼 '웃음'은 인체의 모든 생리기능에 긍정적으로 작용한다.

생체는 이상적인 상태를 보존하려는 성질이 있다. 이것을 '생체항상성

코르티솔의 평균감소율–'웃은 그룹'은 스트레스 물질이 30%나 감소했다!

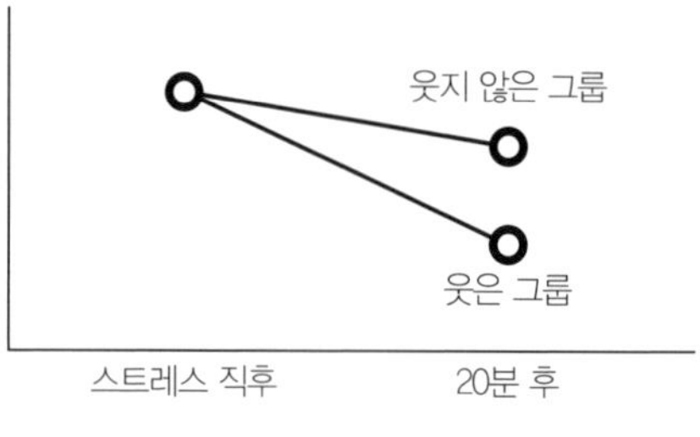

* 자료: 〈척척 대사전 II, 웃음의 건강파워〉, 2005년 8월 14일 후지 TV 방송

웃는 것만으로 긴장 · 불안에서 해방, 심박수도 급속히 안정!

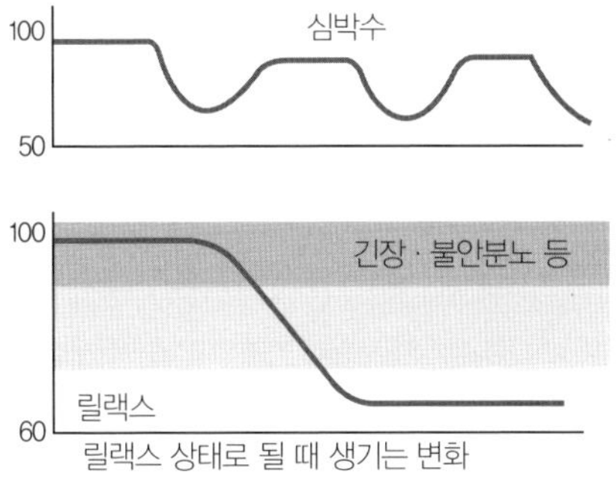

* 자료: 〈척척 대사전 Ⅱ, 웃음의 건강파워〉, 2005년 8월 14일 후지 TV 방송

(生體恒常性, homeostasis)'이라고 한다. 생물체의 모든 체내기관이 외부환경 변화나 체내 변화에 대응하여 체내환경을 일정 범위 내로 지키려는 상태와 기능이라고 설명할 수 있다. 특히 포유류는 자율신경과 내분비(호르몬계)가 주체가 되어 항상성 유지에 힘쓴다. 이후 정신 내부 균형에도 같은 이야기를 할 수 있게 됐다.

간단히 말하면 인간뿐 아니라 모든 생명체는 자연적으로 가장 이상적인 상태를 유지하려는 기능을 갖추고 있다는 것이다. 즉, 생체항상성은 병이 낫는 일인 치유의 본질이다. 웃음은 생명활동이 이상적인 원점으로 되돌아가도록 리셋하는 효과가 있다.

\ 자연치유력을 묵살하는 현대의학 /

20대 중반에 만난 세계적인 요가 지도자 오키 마사히로(沖正弘) 선생의 말이 머릿속에서 떠나지 않는다. 오키 선생은 미지마 요가장에서 전국에서 의사가 포기하여 목숨을 구하려고 찾아온 환자들에게 이렇게 말했다.

"잘 왔습니다. 병자들이여! 축하합니다!"

이 말에는 나도 놀랐다. 그는 이렇게 말을 이었다.

"잘 들으세요. 병은 몸이 원래 상태로 돌아가려는 증거입니다. 여러분은 건강합니다. 진짜 건강하지 못한 사람들은 병에 걸려도 알아채지 못합니다."

그의 말에 동의하지 않을 수 없었다.

"진정한 건강이란 금방 상태가 나빠져도 곧 되돌아오는 상태를 말합니다."

이것도 맞는 말이다. 요지는 생체의 감도(感度), 즉 감수성 문제라는 뜻이다. 유해한 것을 감지해내는 센서가 예민할수록 금방 반응하고 곧 원래 상태로 돌아온다.

아무리 많이 먹어도 아무렇지도 않다고 자랑하는 대식가가 있는데 이는 오키 선생이 말하는 '병에 걸리려고 해도 안 걸리는 사람'을 말한다. 생체 감수성이 마비되었기 때문에 대장암 등 큰 병에 걸려도 전혀 알아채지 못한다. 알아채고 손을 흔들 때는 이미 차가 떠난 다음인 것이다.

오키 선생은 병이야말로 생체항상성으로 가려는 자연치유력의 발로라고 가르쳐주었다. 인체가 갖춘 자연으로 낫는 힘 자체다! 그런데《의학대사전》을 아무리 찾아봐도 '자연치유력'이라는 단어는 눈에 띄지 않았다. '치유'에 대한 해설조차 없었다. 백과사전도 마찬가지였다. 이쯤 돼서야 뭔가 느끼는 것이 있었다. 이는 현대의학이 '자연치유력'의 존재를 묵살하고 부정한다는 방증이다. 그들에게 '자연치유력'은 존재해서는 안 되었다.

현대의 대학 의학교육에서 자연치유력에 대해 한 시간도 가르치지 않는다는 사실에 나는 경악했다. 이에 대해 고명한 의학박사에게 질문했더니, "환자를 가만두어도 낫는다고 가르쳤다가는 의사도 약사도 목구멍에 거미줄 쳤을 겁니다" 하며 크게 웃는 게 아닌가. 나는 그저 쓴웃음만 지었다.

\ 암전쟁의 놀라운 진실 /

'자연치유력'을 배우지 않는 의학은 '생체항상성'을 배우지 않는 의학이나 마찬가지다. 이는 생명의 진실을 배우지 않는 의학이라는 이야기다. 앞서 언급한 도쿄대학 의학부 교수들도 생명에 대한 인식은 그 정도 수준이라고 말할 수밖에 없다. 당신은 이런 의사들에게 목숨을 맡기고 안심할 수 있는가? 말도 안 된다며 고개를 가로저을 것이다.

그러나 현실은 이런 의사들에게 전적으로 목숨을 맡기고 있다. 맹독 항암제를 잔뜩 투여받고 유해 방사선을 쐬고 불필요한 수술로 난도질을 당한다. 그러다가 쇠약해져서는 삐삐 말라가다가 숨을 거두게 된다. 현실이 이러할진대 도살장에 끌려가는 소를 비웃을 수 있겠는가.

이렇게 해마다 약 26만 명이나 되는 암환자가 '학살'당하고 전후 60년 동안 약 1,500만 명이나 되는 시체무덤이 만들어졌다. 암전쟁 희생자는 태평양전쟁 희생자의 5배는 될 것이다. 이것이 전후 암전쟁의 전율스러운 현실이다.

현대의학에서는 왜 자연치유력을 배우지 않을까? 이유는 단 하나, 그들은 한 사람이라도 암이 나아서는 안 되기 때문이다. 즉 의사(암전문의)와 약사(항암제 제조사)의 밥그릇을 뺏는 일이기 때문이다. 그러므로 자연치유력이 애초에 환자 몸 안에 존재하지 않았던 것처럼 행동한다.

참으로 우스꽝스러운 꼴이 아닐 수 없다. '있는 것'을 '없다'고 계속 주장하다니 광대나 피에로가 아니고 무엇이겠는가. 그래서 통상요법인 '암의 3대 요법'을 고집하는 의사들의 언동이나 모습이 한심스럽다 못해 애처롭기까지 하다.

그런데도 그들은 자연치유력을 바탕으로 한 새로운 의학으로 나아가려고 하지 않는다. 그 손아귀에는 약 15조 엔이나 되는 어마어마한 암 이권이 있다. 그래서 그들은 눈을 감고 필사적으로 매달린다. 참으로 안타깝고 슬픈 현실이다.

\ 세계의학의 새 물결 '정신신경면역학' /

세계의학의 흐름은 급격한 변화를 보이고 있다. 앞에서 소개한 와일 박사의《자연치유》가 전미 베스트셀러가 된 일이 대표적인 예다. 와일 박사는 "생물에는 모두 치유능력이 있다"라고 말했다.

이렇게 새로운 의학의 중심 개념이 정신신경면역학(약칭 '정신면역학')이다. 이는 정신(마음)이 신경을 통해 면역(자연치유력)에 영향을 미친다는 학문이다. 모든 질병은 심신상관병이라는 와일 박사의 말은 오래전부터 동양에 전해오는 심신일여사상을 서양의학이 받아들였다는 증거다.

웃음치료 창시자 커즌이 캘리포니아대학교 로스앤젤레스캠퍼스(UCLA) 의학부에 개설한 새로운 학문이 바로 '정신신경면역학'이다. 여기에 무라카미 박사는 정신(마음)의 변화, 즉 웃음이 유전자를 변화시킨다는 사실을 밝혀냈다. 앞으로 정신신경면역학은 한층 더 높게 비약할 것이다.

\ 마음은 몸의 설계도 /

마음(이미지)은 몸의 설계도다. 이 진실이 실험 수준이긴 해도 입증되고 있다. 성공학의 대가 나폴레온 힐의 성공법칙에 '이미지는 현실화된다'는 유명한 가르침이 있다. 지금까지는 관념론적으로 받아들여졌지만 무라카미 박사의 실험으로 마음이 유전자를 바꾸는 생물론적 진실임을 알게 되었다.

그러므로 긍정적인 마음(이미지)을 가지면 유전자도 이미지대로 긍정적으로 변화(스위치 온)하고 몸은 '설계도'대로 변화해간다. 이와 반대로 부정적 이미지를 가지면 유전자도 부정적인 방향으로 스위치가 켜지고 만다. 마음가짐 하나로 결과가 180도 달라지는 것이다.

유명한 여배우 유미 가오루 씨의 기적 같은 젊음과 미모에 누구나 감탄한다. 이는 '젊다', '예쁘다'는 여배우로서 갖는 마음(이미지)이 늘 유전자를 긍정적인 방향으로 스위치를 켠 결과다.

반면 실패한 여자의 '어차피'는 정반대로 움직인다. "어차피 난 뚱뚱하니까", "어차피 난 못생겼으니까", "어차피 난 아줌마니까"라며 뾰로통해하는 여자의 경우 유전자는 솔직하게 '뚱뚱하고' '못생긴' '아줌마'의 방향으로 스위치를 켠다. 유전자가 한쪽은 긍정적이고 한쪽은 부정적으로 정반대 방향으로 전환하는 것이므로 이 여성이 여배우 유미 씨와 함께 서면 같은 나이라고 여겨지지 않는 것이다.

설마가 사람 잡는다고 하지 않던가. 무라카미 박사는 "인간의 유전자는 3%밖에 작용하지 않는다. 남은 97%를 작용시키기 위한 요소 중 하나가 설마 하는 '마음(이미지)'이다"라고 말했다.

유미 씨뿐 아니라 다른 여배우들도 아무리 나이가 들어도 퇴색하지 않는 젊음, 아름다움은 기적으로밖에 여겨지지 않는다. 이처럼 늘 타인의 시선을 신경 쓰고 자기 미모와 젊음을 의식하는 사람과 포기한 사람의 유전자 작용에 큰 차이를 보이는 것은 어찌 보면 당연한 일이다.

\ 쾌적하면 병이 낫는다 /

웃음을 이용한 암 대체요법에 대한 기초이론이 길어졌다. 그러나 질병의 본질을 알면 웃음요법의 효능도 쉽게 이해할 수 있다. 병 또는 질병을 일본어로는 '病氣'라고 하는데, '기(氣)가 병들다'라고 풀이한다. 영어로는 'Disease'라고 한다. Dis~(~가 아니다) + Ease(평안)라는 뜻이다. 한자와 영어가 뜻이 비슷하다. 즉 '마음이 평안'하면 '질병'에 걸리지 않는다. 암도 마찬가지다.

아보 교수는 암의 원인을 '과도한 고민 · 과도한 업무 · 과도한 약물 복용'이라고 깔끔하게 정리했다. 두 자율신경 중에서 긴장형 교감신경이 우위가 되어 암과 싸우는 림프구(NK세포 등)가 감소하고 염증을 일으키는 과립구가 증가한다는 아보 교수의 면역이론은 정말 이해하기 쉽다.

교감신경이 지나치게 긴장하면 스트레스 상태를 만든다. 즉 '스트레스 → (불쾌 호르몬) 아드레날린 분비 → 불쾌한 감정 → 교감신경 긴장 → 과립구 증가 → 림프구 감소 → 암 증식'이라는 경로를 거친다.

이와 반대로 웃음으로 쾌감을 느끼면 마지막에 암 감소라는 결과가 기다린다. 즉 '웃음 → (쾌감 호르몬) 엔도르핀 분비 → 쾌감 감정 → 부교감 신경 우위 → 과립구 감소 → 림프구 증가 → 암 감소'가 된다.

아보 교수에게 "암과 함께 쾌적하게 지내면 되는 것이군요?" 하고 묻자 그는 "쾌적하게 지내면 암은 사라집니다!"라고 웃음 띤 얼굴로 명쾌하게 대답했다.

\ 쾌적한 상태는 웃고 있을 때 /

마음(이미지)이 가장 쾌적한 상태는 바로 웃을 때다. 웃을 때 인체가 기의 병에서 해방되기 때문이다. 'Disease' 상태에서 'Ease(쾌적)' 상태가 된다. 영어의 관용표현에 'Take it ease!'가 있는데 바로 '마음 편하게!'라는 뜻이다. 그러므로 암을 치료하는 데 최고 선택은 '웃는 일'이라는 결론에 도달하게 된다.

너무 단순해서 어이없다는 사람도 있으리라. 의구심을 갖는 사람도 있을 것이다. 어떤 사람은 "웃는다고 암이 낫는다니 못 믿겠어요."라며 고개를 저을지도 모른다. 그러나 웃음으로 암환자 대부분이 NK세포가 급증했다는 이타미 의사의 실험을 떠올리자. 추후 다른 실험에서도 같은 결과가 나왔다. 웃음이 암을 공격하는 NK세포를 극적으로 증대한다는 사실은 이제 더는 오류가 아니다.

＼암의 심리요법 '정신종양학'／

암에 걸리기 쉬운 성격을 들면 '① 꼼꼼함, ② 완고함, ③ 완벽주의, ④ 책임감이 강하다, ⑤ 웃지 않는다' 등이다. 몇 가지 더 추가하면 '⑥ 부정적이다, ⑦ 침울함, ⑧ 바깥출입을 하지 않는다' 등도 있다.

앞에서 소개한 아이젱크 교수의 연구는 충격적이다. 자율성이 없고 부정적인 사람은 자율적이고 긍정적인 사람보다 77배나 더 많이 암으로 사망했다. 암이 마음의 병이라고 불리는 까닭이다. 아이젱크 교수는 "심리요법으로 성격을 바꿔 자율성을 높임으로써 46%였던 암 사망률이 4% 감소했다"라고 밝혔다.

마음을 다스림으로써 암에 걸릴 확률을 10분의 1 이하로 낮출 수 있고 치료율도 높일 수 있다. 이것이 최신 암치료로 가장 주목받는 암 심리요법 '정신종양학(psycho-oncology, 심리종양학이라고도 하며, 우울증에 걸리기 쉽고 죽음에 대한 공포나 불안감이 강한 암환자의 심적 문제를 다루는 새로운 정신의학요법)'이다. 기본이론에 정신신경면역학이 있음은 두말할 필요가 없다.

웃음은 마음을 편안하게 해준다. 편안해진 마음은 암을 고친다. 따라서 웃음요법은 정신종양학의 왕도다.

\ 웃는 습관으로 치료효과를 극대화하다 /

암에 걸린 사람 중에는 '웃지 않는 사람'과 '웃지 못하는 사람'이 많다. 평소 깔깔대며 웃어서 스트레스를 담아두지 않는 사람은 암에 잘 걸리지 않는다. 이처럼 암환자도 평소 웃는 습관을 들이면 암치료 효과가 극대화된다.

담소

친구나 가족과 대화하며 웃는다. 암에 걸리기 쉬운 유형을 보면 바깥출입을 거의 하지 않고 대인관계에서 힘들어한다. 친구나 지인과 나누는 대화에 적극 참여하자. 유머가 풍부한 사람, 말을 잘하는 사람 곁에 있으

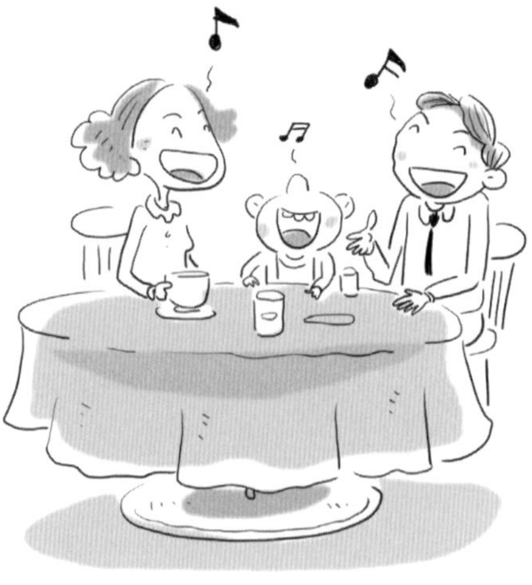

면 점차 웃게 된다. 이를 거울 뉴런(Mirror neuron) 현상이라고 한다. 이를테면 덩달아 웃기를 말한다. 될 수 있으면 성격이 어두운 사람보다는 밝은 사람과 사귀자.

만담

유명 만담가들의 CD나 DVD를 통신판매 등으로 구입할 수 있다. 추천하는 분야는 우스개이야기다. 우스개이야기부터 1인극까지 정말 재미있는 이야기가 많고 풍자가 있어서 더욱 재미있다. 젊은 만담가들도 놀랄 정도로 훌륭한 재능을 선보인다. 팬으로서 따라다녀 보는 것도 인생의 한 즐거움이 될 것이다.

영화

코미디 영화 또한 웃음을 주어 보고 있으면 즐겁다. 서양 영화로는 찰리 채플린이 나오는 여러 영화를 추천한다. 또 스톤 페이스로 불리는 버스터 키튼이 무표정으로 엎어지고 자빠지는 모습도 한 번 빠지면 포복절도하게 된다.

억지웃음

웃는 일이 쉬운 줄 아냐며 화부터 내지 말자. 이타미 의사는 실험에서 억지웃음도 효과가 있다는 사실을 증명했다. 3시간 동안 억지로 웃게 했더니 NK세포가 향상되어 있었다는 것이다. 누구라도 자기가 억지로 웃는 모습을 거울로 보면 안 웃고는 못 배길 것이다.

간지럼

아무래도 못 웃겠으면 간지럼 태우기를 시도해보라고 전문서적에도 소개돼 있다. 다른 사람이 겨드랑이에 손을 대면 누구라도 웃고 만다. 완전히 웃는 데는 간지럼이 최고다. 연인 사이라면 간지럼 태우기에서 스킨십으로 옮겨간다고 하니 이 얼마나 로맨틱한 해설인가.

웃음 근육 체조

츠쿠바대학 하야시 게이코(林啓子) 조교수가 지도하는 체조다. 얼굴의 볼을 양손으로 잡거나 조물거리면 얼굴이 웃는 데 쓰는 근육을 자극하여 파안일소하는 것과 같은 효과를 얻는다. 표정이 우스우므로 폭소를 터뜨리는 효과도 있다.

웃음 체조

이는 온몸이 들썩거릴 정도로 크게 '하하하' 하고 웃는 체조다. 마치 연극 발성연습이라도 하듯이 아랫배에 힘을 주어 발성하고 동작도 크게 즐거운 마음으로 실시한다. 요가의 '웃음행법'과도 비슷하다.

웃음 간호사

환자를 웃게 하고 마음 편하게 해주는 일을 목적으로 한다. 서양에서는 클리닉 크라운(병원 피에로)이 전문직으로 '웃음요법'을 병원에서 실시한다. 로빈 윌리엄스가 주연한 영화 〈패치 아담스〉(1999, 미국)에서 감동받았던 장면이 전 세계에서 현실로 나타나고 있다.

웃음 외래

모든 병원에 '웃음 외래'를 설치하기를 간절히 바란다. 확실한 것은 '간지럼요법'이다. 병원의 치료실에서 "푸하하하…" 하며 통쾌하게 웃는 소리가 들려오는 행복한 광경을 꿈꾼다.

제3장

자연이야말로 최고의 암치료약 **자연요법**

자연치유력으로 암을 잡는다

＼야생동물은 심장병도 암도 걸리지 않는다／

"야생동물은 심장발작을 일으키는 일이 결코 없다. 그런데 왜 인간에게는 심장발작이 발생할까? 야생동물은 암에도 걸리지 않는다."

이 말은 미국에서 900만 부가 팔린 기록적인 베스트셀러 《자연요법(Natural Cures)》의 저자 케빈 트루도(Kevin Trudeau)가 던진 의문이다. 그는 또한 다음과 같은 지적을 했다.

"왜 우리는 병에 걸리는가?"

"암은 체내에서 발생한다. 당뇨병에 걸리는 게 아니다. 당뇨병이 되는 것이다. 이것들은 모두 체내에서 발생하는 증상이다. 원인은 체외에 존재하는 바이러스가 아니다. 실제 질병의 원인은 대부분 몸 안에 있다. 그리고 약은 해답이 될 수 없다."

"병에 걸리는 일은 이상하고 부자연스러운 것이다."

"본래 인간의 몸은 '병에 걸리지 않도록' 만들어졌다."

＼생활습관이 질병의 주범／

야생동물도 인간에게 사육되거나 백신 주사를 맞고 항생물질과 가공된 먹이를 먹으면 인간과 마찬가지로 여러 질병에 걸린다. 이제 수의사는 개의 당뇨병까지 진단한다. 주인의 식생활에 영향을 받았기 때문이리라. 자기가 좋아하는 먹거리를 주면 개도 행복해한다.

관광명소인 닛코에서는 야생 원숭이가 관광객이 던져주는 과자에 길들여지는 바람에 주차장까지 가서 순간의 틈을 노려 차에 있던 먹거리를 훔치기도 한다. 훔쳐온 먹이는 나무 위에서 봉지를 뜯어 우적우적 먹는다. 그래서 닛코의 야생 원숭이가 하품을 하면 잇몸이 무참하게 부어올라 있는 모습이 보인다. 단맛이 나는 음식을 먹으면 원숭이도 어쩔 수 없이 치주질환에 걸리고 충치들이 훤히 드러난다.

인간의 문명적 이기로 점철된 생활만큼 자연계와 동떨어진 것도 없다. 만물의 영장이 찾아낸 생활습관이야말로 만병의 주범이다.

"자연 자체이거나 자연스러운 것은 건강에 좋다. 여기에는 작은 효능이라도 있다. 자연스러운 것이 몸에 좋다. 자연계의 힘은 모두 우리 편이다. 자연요법이란 '자연 상태'로 사는 것이다."

하버드대학교 의학부 테드 캡척(Ted Kaptchuk) 박사가 한 말이다.

의사와 약과 패스트푸드를 멀리하라

트루도는 자신의 책에서 이렇게 말했다.

"야생동물은 병원에 가지 않아도 청년이 되고 나면 그때까지 필요했던 시간의 10배에서 20배 이상 산다. 침팬지나 고릴라가 좋은 사례다. 그들은 처방약이나 시판약 없이 평생을 지낸다."

이어서 그는 "처방약, 시판약은 모두 '독(毒)'이다"라고 결론지었다. 두말할 여지가 없다. 그래서 그는 "의사와 약과 패스트푸드를 지금 당장 손에서 내려놔라!"라고 주장했다. 그의 책《자연요법》이 '다이너마이트 책'이라고 불리는 까닭이 여기에 있다. 의사라면 겁이 나서 감히 하지 못하는 말을 그는 단호하게 한다. 그리고 진리에 눈을 뜨게 된 900만 명이나 되는 독자의 지지를 얻어냈다.

현대인을 고민에 빠뜨리는 질병의 원인이 보이기 시작했다. 그것은 다른 무엇도 아닌 '의사'와 '약'과 '먹거리'였다. 그는 이렇게 지적했다.

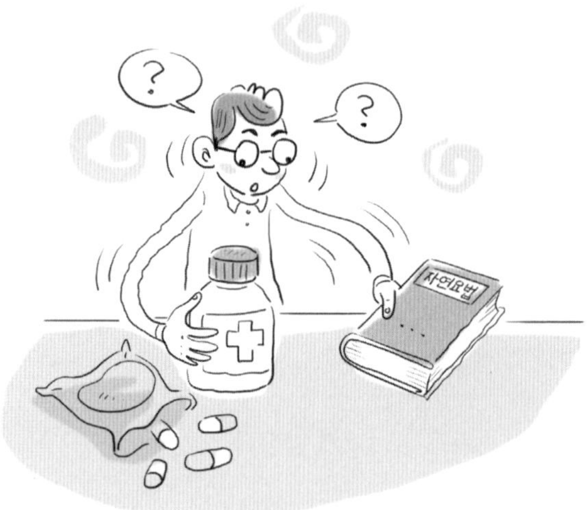

"우리가 건강에 쏟아붓는 금액은 과거 최고에 달했으며 예전보다 더 많은 약을 먹는데도 질병의 수는 사상 최고치를 경신하고 있다."

질병의 원흉인 약을 탐식하니 당연한 결과다. 이 얼마나 어리석은 일인가!

\ 미생물, 바이러스, 유전자와 날조 /

의약품 생산업계나 의료업계는 사람이 왜 병에 걸리는지 그 원인을 필사적으로 규명하려고 노력했다. 처음에는 "질병은 세균과 미생물 때문에 걸린다"라고 주장했다. 당시 특효약은 페니실린을 필두로 한 항생물질이었다. 항생물질은 모든 질병을 박멸하는 희망의 약으로 화려하게 등장했다. 그러나 만병의 원인은 세균이라는 설은 완전히 틀렸다는 사실이 드러났다.

다음에 그들이 꺼내든 카드는 바이러스가 모든 질병의 원인이라는 설이다. 트루도는 자신의 책에서 "유감스럽게도 항생물질이 바이러스에는 '아무런 효과가 없다'는 것을 아는 사람이 거의 없다. 의사에게 부탁하면 금방 항생물질을 처방해준다. 정부는 연간 1억 통에 달하는 항생물질의 처방전 중 절반은 불필요하다고 추정한다. 그 정도로 항생물질이 대량 사용되는데도 환자는 계속 늘고 있다"라고 설명했다.

이래서는 안 되겠다며 그들이 또다시 제시한 설은 질병이 유전적 결함 때문에 발생한다는 것이다. 그리고 지금은 유전자상 결함을 조작하는 약이 연구 개발되었고 이 약들은 수억 달러를 벌어주는 시장이 되었다. 그들은 "당뇨병은 유전적 특징 때문에 발병한다. 유전자 배열을 올바르게 하는 약을 먹어야 한다"라고 주장한다.

인간의 유전자 중에서 생명활동을 맡고 있는 것은 약 3%이며 나머지 97%는 전혀 작용하지 않고 잠든 채 일생을 마친다. 그런데 인간의 모든 유전자 배열(인간게놈)을 해독했다며 마치 전장에서 승리라도 한 듯이 소란을 떨었다. 97%나 되는 유전자는 생명에 아무런 영향도 주지 않는다. 그러므로 유전자에서 그 사람의 소질을 설명한다면 97%는 틀린 게 된다. 현재 유전자 치료는 그 정도로 대충 하는 셈이다.

트루도는 그들의 속내를 꿰뚫으며 다음과 같이 말했다.

"제약회사가 바라는 바는 그들도 말하듯이 '질병을 낫게 하는 일'이 아니다. 치료하는 데 정부기관과 협력하는 일은 특히 중요하다. 제약회사는 정치가의 주머니에 수백억 달러나 되는 돈을 쑤셔 넣는다. 제약회사는 이렇게 해서 자신들의 이익을 독점하고 있다."

거기에 있는 것은 '의료'라기보다 무시무시한 '마피아'의 모습이다. 그는 대상포진을 예로 들었다. 텔레비전에서는 대상포진에는 치료약이 없다며 증상을 억제하려면 제약회사의 훌륭한 약을 매일 평생 먹으라고 광고한다.

만약 "이 약초를 30일간 먹으면 재발하지 않는다. 이 약초는 겨우 3달러!"라고 발표했다가는 제약회사는 수십억 달러에 이르는 손실을 내고 주가는 대폭락할 것이다. 여기에서 대상포진을 암이나 아토피로 바꾸면 쉽게 이해할 수 있을 것이다. 두통, 고혈압, 위장장애 등도 마찬가지다.

\ 미국 암치료를 바꾼 OTA 보고서 /

트루도는 계속해서 이렇게 고발했다.

"설령 내가 대상포진 치료법을 알고 있어도 입 밖으로 내지 못한다. 그 같은 의학적 주장은 법률 위반이라고 정부기관이 정했기 때문이다. 만일 입 밖에 내면 무장한 직원이 강제조사를 실시할 테고 모든 물건을 압수한 뒤 나를 형무소에 집어넣을 것이다. 그리고 내가 '엉터리 약을 파는 돌팔이 의사'라고 보도자료를 돌려 발표할 것이다. 유감스럽게도 이것이 지금의 시스템이다."

그의 말 그대로다. 암치료조차 미국에서는 그랬다. 자연요법으로 암을 고치면 의사는 고발되어 체포되고 의사면허가 박탈된 채 형무소에 들어가야 한다. 그러면 병원은 폐업할 수밖에 없다. 서부극에나 나올 법한 패싸움과도 같은 무시무시한 일이 벌어지는 것이다.

심지어 의문의 죽음을 당한 대체요법 의사가 몇 명이나 있다고 한다. 의료이권 마피아들이 살인청부업자를 고용했을 것이다. 그래서 미국의 대체요법 의사들은 국경을 넘어 멕시코로 도망갔다. 그러나 미국의 암 대체요법 의사들은 끈기가 있었다. 불굴의 투지로 이 '악의 제왕'을 올바른 방향으로 조금씩 움직이게 했다. 그것이 바로 'OTA(Office of Technology Assessment) 보고서'다.

미국의 암치료 방법을 근본부터 바꾼 세 단계를 간단히 소개하면 다음과 같다.

① **1985년:** 미국 국립암연구소(NCI) 데비타 소장의 의회증언(항암제는 반항암제 유전자(ADG) 때문에 무력화된다고 하원의회에서 증언)

② **1988년:** 국립암연구소 보고서 〈암의 병인학〉에서 '항암제는 강한 발암물질이며 투여하면 새로운 암을 발병시킨다'고 경고

③ **1990년:** 정부기관 OTA 보고서에서 종래의 암 3대 요법보다 자연치유법이 암을 낫게 한다고 단정

OTA 보고서는 미국 정부의 암치료에서 결정적 전환점이 되었다. 모든 정책을 입안하기 위해 기초조사를 실시하는 미 의회 · 전문조사기관으로 '헬스 프로그램'이라는 전문위원회를 세웠다. 그 이름도 암문제조사위원회다. 이곳에서는 암 비통상요법(대체요법)을 철저하게 조사했다. 구체적으로는 식사요법을 시작으로 영양, 면역, 약초, 심리, 행동요법 등이었다.

이 방법들은 인체가 가지고 있는 자연스러운 암 저항력을 강화하고 그 힘으로 암을 극복하려는 요법이다. 한마디로 '자연요법'이다.

OTA 보고서를 언급할 때 위대한 의료 저널리스트 이마무라 고이치(今村光一)의 이름을 잊어서는 안 된다. 우리는 그의 저서《자연요법이 암을 낫게 한다》에서 이 보고서의 획기적이고도 상세한 내용을 알게 됐다.

안타깝게도 전 매스컴은 신기원을 이뤄낸 미국 의회 보고서를 묵살했다. 거대 스폰서인 제약회사에 좌지우지된다고는 하지만 대중매체는 너무 힘이 없다. 다시 말하면 신문과 방송, NHK 등을 아무리 봐도 절대로 진실을 접할 수 없다.

미국 의회조차 눈뜬 새로운 암치료, 그것을 이마무라 씨는 이렇게 설명했다.

"통상요법은 항암제나 방사선 등의 부작용으로 환자의 몸 전체에 상해를 주고 인체가 가지고 있는 자연스러운 암 저항력을 약체화해서 결국 환자를 구하지 못한다. 새로운 암치료법은 그것과 정반대되는 방법이다."

1988년 미국 상·하원 의원 40명은 서명을 벌여 OTA에 '자연요법'을 조사하는 전문 프로젝트를 발족했다. 의원들은 이렇게 주장했다.

"통상요법(3대 요법)으로는 낫지 않는다고 포기한 말기암 환자가 자연요법으로는 다수 완치됐다. 의회는 이들 요법을 상세히 조사하여 국민에게 알릴 의무가 있다."

이렇게 시작된 OTA 보고서는 헬스 프로그램(암문제조사위원회)에서 독자적으로 조사하여 1990년 9월 발표되었다. 이 보고서는 자연요법에 관해 구체적으로 권고하고 있다.

① **국민의 관심:** 미국 국립암연구소는 자연요법에 대한 국민의 관심에 응대할 수 있도록 체제를 정비해야 한다.
② **평가 작업:** 정부와 국립암연구소는 자연요법을 실시하는 병원, 치료가와 협력한다. 그리고 자연요법의 성과를 더욱 상세하게 평가하는 작업을 진행해야 한다.
③ **보험에 적용:** 현재 보험제도는 자연요법을 보험대상에서 제외하고 있다. 이는 자연요법의 보급을 방해하는 요인으로 문제가 된다.

이와 같은 의회 권고가 미국에서 벌써 20년 전에 실시되었다는 데 한숨이 절로 나온다. 여기에는 아직도 남아 있는 미국 자유주의의 횃불이 불타고 있다. 이런 부분에서까지 우리는 20년이나 뒤처진 후진국이다.

＼갈림길에서 헤매는 암치료／

"OTA 보고서는 자연요법으로 얻은 효과를 수많은 사례를 들어 소개하는 동시에 통상요법의 많은 결함을 지적하고 국립암연구소와 미국 암학회를 날카롭게 비평하고 질책한다. 항암제는 '과연 사용을 정당화할 만한 근거가 있는가?' 하는 의문까지 던진 셈이다. 이는 '항암제의 항종양 효과는 거꾸로 환자에게는 부정적인 경우도 많다'는 것을 알기 때문이다. 이러한 현행 요법의 결함에 손을 대지 못한(정확히는 댈 수 없었던) 국립암연구소를 '국민의 암센터라고 부를 수 있겠는가?' '암요법은 진보하고 있다는 국립암연구소 보고서를 자세히 검토해보면 거짓이었다'고 그 책임을 묻고 있다."

OTA 보고서는 거짓의 증거까지 상세히 파헤쳐 '대중매체도 세상도 지금까지 속아왔다'고 지적했다고 이마무라 씨는 말했다.

우리 암치료의 참상을 돌아보면 허무하고 억울하며 한심해서 눈물도 나지 않는다. 세상에 이런 후진국이 또 있을까? 항암제 사용률은 캐나다의 약 20배, 수술은 17배, 방사선은 무한대다. 이것이 서구와의 절망적인 격차다.

그는 이렇게 물었다.

"그렇다면 암요법은 왜 이렇게 오래도록 진보하지 않았는가?"

그 이유는 지금까지 현대의학의 암치료 연구가 모두 잘못된 방향으로 진행돼왔기 때문이다. OTA 보고서에서는 다음과 같이 지적했다.

"이래서는 연구에 아무리 많은 노력과 자금을 쏟아부어도 요법이 진보하는 게 아니라 오히려 잘못된 방향으로 가서 길을 잃고 헤맬 뿐이다. 게다가 연구자도 우리도 자기가 잘못된 방향으로 온 사실도 모른다."

OTA는 1978년에도 의료의 문제점을 지적하는 보고서를 발표했다.

① **유방암 검사:** 검사 자체가 새로운 암을 발생시킨다(X선 검사).
② **악성 육아종:** 치료기술이 진보하고 있지만 신기술이 새로운 암을 발병시킨다.
③ **폐암의 항암제 요법:** 효과가 극히 적은 반면 부작용 위험은 매우 크다. 이 요법은 효과와 안전의 균형을 무너뜨리고 부당하게 보급되어 문제다.

OTA 태도에 흔들림이 전혀 없다. 그래서 더욱 그 사실을 깊이 신뢰한다.

＼자연요법의 다섯 분야／

OTA 보고서는 암에 대한 '자연요법'으로 다섯 분야를 들고 이를 평가하였다. 그 주요 내용을 간단히 소개하면 다음과 같다.

행동 · 심리요법

암환자학연구소 가와다케 대표는 '마음은 몸의 설계도'라는 명언을 남겼다. 환자의 마음가짐 하나로 면역력은 놀라울 정도로 차이가 생긴다.

심리적으로 암을 치료하는 심리요법(정신종양학)도 학문으로 확립되었다. 여기에서 말하는 '행동'은 생활습관을 가리킨다. 부정적인 마음가짐, 생활습관이 암을 만들어낸다.

그러나 이 진실을 지적하고 관리하는 통상요법(3대 요법) 의사는 없다. 세계의 최신 의학은 정신신경면역학에 관심을 갖기 시작했고, 마음이 몸에 영향을 미치는 것을 서양의학은 이제야 이해했다.

식사요법

OTA는 영양요법의 개척자 막스 거슨(Max Gerson) 박사의 거슨요법을 높이 평가했다. 또 우리의 전통적 매크로바이오틱(현미정식)요법도 긍정적으로 소개했다. 이밖에 켈리요법 등 완전치유(베스트 케이스)의 50가지 임상사례를 소개했다.

약초요법(허브요법)

많은 약초를 사용하는 혹세요법은 1840년 수의사 해리 혹세(Harry Hoxsey)가 개발했다. 이 요법도 예전에는 '엉터리 요법'이라는 낙인이 찍혔다. 그러나 치유사례를 본 OTA는 이 요법의 손을 들어주었다. 우리나라에도 건강차가 수십 종 있다. 약초요법(허브요법)은 식사만으로는 섭취하기 힘든 미량 영양소를 보급하려면 반드시 필요한 요법이다.

약물 · 생물학적 요법

여기에서 말하는 약물은 합성화학약품이 아니다. 자연계에서 추출한 약효성분을 말한다. 자연약물로 면역력을 강화한다. 생물학적 접근으로 실시하는 영양요법인 비타민 C 요법은 이미 대중적이다.

레비시(Revici)요법도 유명하다. 레비시 박사는 아흔네 살을 넘긴 현역 의사로, 경이적인 헌신으로도 잘 알려져 있다. 레비시요법은 체내 미네랄의 전기적 불균형으로 암이 발생한다는 이론으로 일종의 미네랄요법이다. 이 노의사는 예전에 의사법 위반으로 의사면허를 박탈당할 위기에 놓인 적도 있다고 한다. '3대 요법' 이권과 유착한 전미 의사회의 음모였으리라. OTA는 그의 요법을 높이 평가하였다. 이밖에 안티네오플라스톤(Antineo Plaston)요법, 히드라진(Hydrazine)요법, 리빙스톤요법 등 다양하다.

면역요법(IAT)

혈액 중에 있는 항암에 유효한 성분을 사용하는 방법이다. 약 30년 전 버튼 박사가 처음 시작했다. 결국 미국 의학계와 대립하게 되자 버튼 박사는 바하마로 망명했다. OTA가 재평가를 내린 것은 이 면역요법에 대한 미국 정부의 부당한 탄압에 항의한 환자 그룹이 의회에 탄원서를 제출한 것이 계기가 되었다.

물론 OTA 보고서는 여기에서 언급한 '비통상요법(자연요법)'만 평가한

자연요법의 다섯 분야–자연의 것은 생명을 살린다!

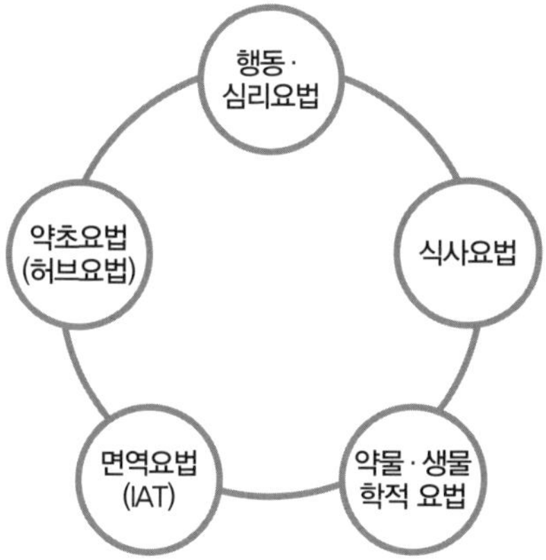

것은 아니다. 다른 자연요법도 어느 정도 효과가 있을 것이라고 기술했다.

18년 전 이미 미국 정부기관이 이만큼이나 암 관련 자연요법을 평가했다는 사실에 감동할 뿐이다. 그리고 우리 현실에 절망한다. 우리 의사는 OTA 보고서의 존재조차 모른다. 거대한 암 마피아의 압력에 모든 정보가 탄압되고 봉인되기 때문이다.

＼현대 암치료의 참혹한 현장／

마지막으로 암 이권의 의심스러운 범죄성을 살펴보자. 의료 저널리스트 이마무라 씨는 시간이 날 때마다 "우리 국립암센터는 진짜 암적인 존재로, 그곳이 없어져야 암이 낫는다"라고 주장했다.

당시 세계적 암학자로 칭송이 자자했던 국립암센터 중앙연구소 소장 나가하라 와로 박사는 1964년 비공개 석상에서 이렇게 본심을 토로했다.

"암이라고 해서 종양이나 암세포만 찔러댄다고 문제가 해결되지는 않는다. 이는 지금까지 암을 병리학자가 연구한 탓에 생긴 잘못이었다. 종양이 몸과 아무런 관계없이 존재하는 게 아니다. 몸과 상관관계 속에서 생각해야 한다. 즉, 환자의 저항력과 상관관계라는 관점에서 생각해야 하며, 암 연구는 처음부터 다시 시작해야 한다."

"방사선이나 항암제로 종양을 없애겠다는 식으로 암 공격에 열중한 나머지 환자의 저항력을 무력화하고 있다. 일단 종양이 작아지므로 약효가 있는 것처럼 보인다. 그러나 저항력이 저하되어 다시 종양이 더욱 커져 손도 대지 못할 지경에 이를지도 모른다. 그러므로 암에 대해 몸이 원래 갖고 있는 저항력을 증강하는 데 최선의 노력을 다해야 한다."

이와 같이 이미 오래전부터 그는 진실을 알고 있었다. 국립암센터, 즉 암학계 수장이 비공개 자리에서 언뜻 내비친 정직한 본심이다. 돌아보면 40년이나 전에 있었던 일이다. 미국 국립암연구소 데비타 소장이 의회에서 '항암제는 무력하다'고 증언하기 20년 전에 실은 암학계에서도 항암제의 반항암제 유전자(ADG)에 의한 리바운드 현상을 이해했던 것이다.

암학계 수장도 공개석상에서는 죽어도 발설할 수 없었던 본심을 가족

같은 사람들에게는 토로했다. 그러나 암학계는 '3대 요법'이 암환자의 저항력을 빼앗고 종양을 키우며 손도 못 쓰게 만든다는 사실을 40년 전에 알았으면서 일절 손을 쓰지 않았다.

죽는다는 것을 알면서 한 행동이라면 '과실치사'가 아니다. 형법에서는 '고의살인'이라고 한다(미필적 고의). 현대 암치료 현장이 학살의 무법천지임을 이미 40여 년 전 암치료 최고 책임자가 증언한 셈이다.

제4장

육식하지 않는 것이 암치료의 기본

채식요법

고기는 암의 먹이, 대장암 · 유방암은 사망률 4배!

＼'먹방'이 판치는 텔레비전／

요즘 텔레비전을 보고 있으면 몹시 신경 쓰인다. 한마디로 요리 프로그램이 너무 많다. 그리고 여행 프로그램도 많다. 연예인 부부가 온천을 방문하여 여주인에게 환대받고 토속음식에 입맛을 다신다. 맛있는 것을 먹고 온천에 몸만 담그면 되니 얼마나 편안한 직업인가 싶어서 부럽기까지 하다.

외국에서 온 사람은 우리 방송을 보면 아마도 어이가 없을 것이다.

"왜 방송에서는 늘 먹기만 합니까?"

온천 여행 프로그램이나 코미디언이 나와서 그저 웃고 떠드는 버라이어티도 마찬가지다. 나는 코미디언을 좋아한다. 그러나 제대로 된 희극을 보여달라고 부탁하고 싶다.

먹는 프로그램과 버라이어티를 합체한 듯한 프로그램이 있다. 사회자를 비롯해 뚱뚱한 것을 개성으로 내세우는 연예인이 다양한 먹거리를 게걸스럽게 먹어치우며 웃음을 유발한다. 사회자의 개그 센스는 높이 평가하지만 그가 먹는 모습을 보면 걱정스럽기 그지없다. 언뜻 봐서는 아무런 죄가 없어 보이는 프로그램도 죄를 짓고 있다. 연예인들에게는 아무런 죄가 없다. 문제는 배후에 있는 프로듀서와 스폰서다. 나아가 방송국의 의도다.

텔레비전 시청률 1%는 100만 명이 본 게 된다. 즉, 영향력으로 말하면

블록버스터급이다. 대중매체라니 그럴싸한 표현이다. 그래서 스폰서는 비싼 광고료를 지불하면서 프로그램을 매수하고 제작비를 제공한다. 텔레비전 프로그램은 결코 방송국의 것이 아니다. 시청자의 것도 아니다. 돈을 지불한 기업의 것이다. 왜 돈을 지불할까? 자사 제품을 팔고 싶어서다.

\ 요리 프로그램은 식육업계의 작품 /

공영방송의 요리 프로그램은 물론 케이블 텔레비전의 요리 관련 프로그램을 보면 고기가 지나치게 많이 나온다. 마블링이 화려한 비싼 소고기 덩어리가 등장하고 그것을 본 연예인들이 '맛있겠다!'며 절규한다.

스테이크로 잘 구워진 고기 한 조각을 사회자가 입에 넣고는 눈빛이 멍해지며 '끝내준다!'고 정해진 대사를 맛깔나게 던진다. 누가 무엇을 먹든 본인 자유다. 내 알 바 아니라고 생각했지만 언제부터인가 그냥 두고 볼 일이 아니라고 확신하게 되었다. 출연진과 상관없이 배후의 확고한 '의지'를 감지했기 때문이다.

쉽게 말해서 식육산업의 판촉, 나아가 그 배후에 있는 대형 곡물업체의 음모, 또 그 배후에 있는 석유업체의 거대한 음모….

요컨대 시청자에게 소고기를 '먹이'로 삼게 한다. 그러므로 기껏해야 소고기덮밥 판매가 재개될 뿐인데 뉴스에서 소고기 덮밥 체인점을 생중계로 연결하며 난리다. 대놓고 업체를 선전하는 프로그램이 되고 만다. 보도의 중립원칙에서 벗어난 지 오래다. 그런데 아무도 의구심을 갖지 않는다.

배후에는 광우병 문제에 따른 소고기 판매난에서 벗어나고 고객의 발길을 잡으려는 대형 축산업체의 노림수가 훤히 들여다보인다. 나아가 미국 정부나 곡물·석유업체의 의도도 말이다.

\ 육식은 흡연 이상의 살인상품 /

나는 2001년 10월에 출간한《지금 당장 금육(禁肉)!-광우병과 부엌혁명》에서 광우병의 국내 상륙을 예측해 보란 듯이 적중했으며, 육식 자체가 얼마나 위험한지를 철저히 설명했다. 이어서 미국 몬태나주의 거대 목장주에서 채식주의자로 180도 변신한 하워드 라이먼(Howard Lyman)의 저서《Mad Cowboy》를《아직도 고기를 드십니까?》라는 제목으로 번역했고《식민지-미국에 길들여진 일본》역시 출간했다.

이들 저서에서 육식이 얼마나 인체에 해로운지를 수많은 의학 데이터를 예로 들어가며 설명했다. 그러나 여기에 열거한 육식 유해론에 대한 반론은 전혀 없었다.

라이먼은 저서에서 "육식은 사람을 살해한다"라고 단언했다. 그리고 그 살해 정도는 흡연을 능가한다고 했다. 흡연으로 사망하는 희생자보다 고기로 살해당한 수가 더 많다고 했다.

그는 또한 "식육업계는 담배업계에서 배운다"라고 말했다. 담배 유해론이 제기됐을 때, 담배업계는 대중매체를 이용하여 다양한 캠페인을 전개했다. 위험론에는 안전론으로 맞불을 놓으며 소비자의 머리를 혼란시켰다. 그는 식육업계가 똑같은 수법을 쓴다고 고발했다.

라이먼은 전미 최대 규모의 채식주의 운동단체 대표다. 그의 지식량을 식육업계가 당해낼 수 없다. 라이먼처럼 영국에서 계몽운동을 펼치는 사람이 피터 콕스(Peter Cox)다. 그의 저서 《The New Why You Don't Need Meat》도 《내가 고기를 안 먹는 이유》라는 제목으로 번역·출간되었다.

이들의 면밀한 과학 데이터를 세계 식육산업은 당해내지 못한다. 세계 채식운동의 이론적 주장에 완패했고 이미 심적으로는 백기를 든 상태다. 라이먼은 육식해서 좋은 점은 하나도 없다면서 "정력이 좋아진다고들 주장하고 싶겠지만 그렇지도 않다"라고 단언했다.

\ 육식을 부추기는 세뇌작전 /

식육업계는 담배업계와 같은 전철을 밟을까 염려하고 있다. 그들과 같은 실패를 하지 않으려고 안간힘을 다해 대중매체에 대한 대책을 세우고 있다. 그것이 다양한 요리 프로그램에 지나칠 정도로 소고기 요리를 노출시키는 것이다.

그들은 담배업계와 마찬가지로 '육식이 건강에 좋지 않다'는 사실을 이미 알고 있다. 그러나 육식 유해론을 인정하면 그거야말로 업계 전체의 사활이 걸린 문제다. 그래서 그저 '끝내준다!'는 말만 반복하며 감정에 호소한다. 연예인에게 환성을 올리라고 주문한다. 지글지글 고기 구워지는 소리에 환하게 웃으라고 한다.

예전에 담배 선전에서 말보로를 입에 문 카우보이가 "으음~ 말보로!" 하고 맛있는 듯이 눈을 가늘게 뜨고 연기를 길게 품어내는 장면이 있었다. 그와 똑같다. 마인드 컨트롤인 셈이다. "몸에 해롭다고요? 그렇게 생각하면 안 됩니다! 어떠세요? 맛있으면 되잖아요!" 맛깔스럽게 구워진 두꺼운 스테이크 한 덩이가 큰 접시에 올려진다. 사회자는 "비계는 제 주식입니다!" 하며 웃음을 유발한다. 연예인이라는 직업도 때론 불운하다.

\ 육식을 즐기면 돌연사 위험이 높다 /

나는 이러한 방송을 보고 배를 움켜쥘 정도로 웃는 젊은이들의 건강이 몹시 우려스럽다. 이렇게 천진난만한 세뇌작전에 푹 빠져드는 젊은 사람들은 주식이 육식인가 싶을 정도로 육식 중심의 식생활을 영위한다. 아침은 햄버거, 점심은 소고기덮밥, 저녁은 불고기 정식으로 한다. 한 줄로 앉아 열심히 소고기덮밥을 먹는 젊은이들을 보면 내심 장래가 걱정스럽다.

통신·전자기기 종합회사 NEC의 전 고문의사였던 한 노의사는 이렇게 말했다.

“젊은 직원들은 퇴직 후를 걱정하지만 그럴 필요가 없다. 그들이 환갑을 맞을 리가 없다!”

그는 특히 20대 후반에서 30대 초반의 독신 남성이 제일 걱정스럽다고 했다. 이유를 듣자하니 이미 동맥경화로 혈관이 엉망진창이라는 것이다. 육식, 동물식으로 콜레스테롤의 침착이 어마어마하다. 동년배들 모두에게 통하는 말이 아닐까. 그들을 기다리는 것은 혈전이 막혀서 갑자기 푹 쓰러지는 돌연사다. 심장의 관상동맥이라면 심근경색, 뇌혈관이라면 뇌졸중이다.

세계적인 연구에서도 밝혀졌듯이 육식을 즐기는 사람이 심장마비로 사망할 확률은 채식주의자의 8배 이상이며, 뇌졸중 사망률도 거의 같은 확률로 덮쳐온다. 또 육식주의자가 채식주의자에 비해 혈압이 높은 것도 사망 원인의 하나다. 70대 육식주의자는 혈압이 26mmhg나 높으며 이때 뇌졸중이나 심근경색 등이 발병하기 쉽다.

운 좋게 살아났다 해도 이번에는 대장암이나 당뇨병이 기다리고 있다. 거의 매일 고기를 먹는 사람은 채식주의자에 비해 당뇨병으로 사망할 확률이 3.8배나 높다는 사실도 증명되었다.

150만 부를 넘긴 베스트셀러《병에 안 걸리고 사는 법》의 저자 신야 히로미(新谷弘美) 의사는 "고기나 우유, 동물식을 줄여야 한다"라고 지적했다. 우유도 달걀도 가급적 먹지 않도록 지혜를 짜내야 한다.

뚱뚱한 것으로 인기를 얻고 있는 한 연예인은 어떤 의학 프로그램에서 '20대 후반에 사망한다'는 말을 듣고는 얼굴이 굳어졌다. 또 다른 비만한 연예인도 '앞으로 몇 년 남았다'는 말에 얼굴에서 웃음이 사라졌다. 비만한 사람의 미래는 어둡다. 비만하다는 이유만으로 사망 위험은 보통 사람의 3배 이상이다. 스모 선수가 수명이 짧은 이유도 비만이라는 직업병 때문이다.

\ 왜 육식이 사람에게 좋지 않은가 /

현대 영양학의 가장 큰 죄는 육식의 폐해에 눈감고 있는 것이다. 의학과 마찬가지로 영양학도 거대 이권에 좌우되고 있다. 육식 이권도 끝까지 파헤치고 들어가면 결국 석유업계에 도달하게 된다.

항암제도 궁극적으로는 제약 이권에서 석유업계로 이어진다. 대형업체의 지배에서는 학문의 자유, 보도의 자유가 보장될 리 없다. 그 시커먼 현실을 빨리 알려고 눈을 크게 떠도 아무것도 보지 못하고 인생을 보내게 된다.

현재 세계적인 채식주의 리더이기도 한 라이먼은 육식이 사람에게 적합하지 않은 근거로 다음 세 가지를 들었다.

이의 형태

사람의 이는 '어금니 5 : 앞니 2 : 송곳니 1'의 비율이다. 따라서 가장 이상적인 식생활은 '곡물 5 : 채소·과일 2 : 동물식 1'의 비율이다. 라이먼은 "송곳니는 이제는 퇴화하여 이름뿐이다. 진짜 송곳니는 개나 고양이의 입안에 있다. 즉, 더는 동물식에 적합하지 않은 치열이다"라고 말했다.

참고로 그는 말코손바닥사슴(Alces alces)의 생고기를 보고 실제로 먹을 수 있을까 싶어서 시험해봤다고 한다. 그 결과 전혀 씹을 수 없었다. 본래 송곳니는 고기를 푹 찔러서 섬유를 찢어내기 위해 존재한다. 육식 짐승의 예리한 칼날과 같은 이빨과 인간의 퇴화한 송곳니는 비교할 가치도 없다. 지금 인간의 송곳니는 채소나 과일을 먹을 정도의 기능밖에는 하지 않는다.

타액

사자나 호랑이 등 육식동물의 타액은 산성이라 고기의 단백질을 분해하고 소화를 돕는다. 이에 반해 사람의 타액은 알칼리성으로 곡물인 탄수화물을 분해하고 흡수를 촉진한다.

밥을 오래 씹고 있으면 단맛이 나는데 이는 타액에 있는 전분 분해효소 아밀라아제가 전분을 맥아당으로 바꾸기 때문이다. 이에 반해 육식동물의 타액에는 아밀라아제는 극히 적거나 아예 없다. 이 타액 조성 하나만 보더라도 인간이 육식에 부적합하며 곡물식이 가장 적합하다는 게 명백하다.

소화기

육식동물과 사람의 결정적 차이는 소화기 길이에 있다. 육식동물은 신장(身長)의 약 4배, 사람은 약 12배로 짐승보다 3배나 긴 소화기를 갖고 있다.

소화관의 길이가 결정적이다. 잘 알려진 대로 부패(腐敗)한다는 말의 '腐'라는 글자는 '府(마을 부)' 안에 '肉(고기 육)'을 적는다. 한자를 만들어 낸 고대인은 육식의 폐해를 이 한 글자에 담은 것이다. '府'는 오장육부의 '腑(장부 부)'를 가리킨다. 다시 말해 가운데가 텅 빈 내장, 소화기를 가리킨다. 참고로 '臟(오장 장)'은 내용이 꽉 찬 신장이나 간장 등을 가리킨다. 소화기[腑] 안에 고기[肉]가 머무르면 부패(腐敗)한다. 즉 고기가 장내세균으로 분해되어 유독물질을 발생시킨다. 글자대로 고기가 내장에서 이상발효, 즉 부패하는 것이다.

인간이 갓 태어났을 때 장에는 약 1조 마리 이상의 장내세균이 살고 있다. 이것을 '장내세균총'이라고 한다. 100여 종에 이르는 다양한 미생물 거주지다. 대장에는 대변 1g당 수천억 마리나 된다. 배설된 대변의 반은

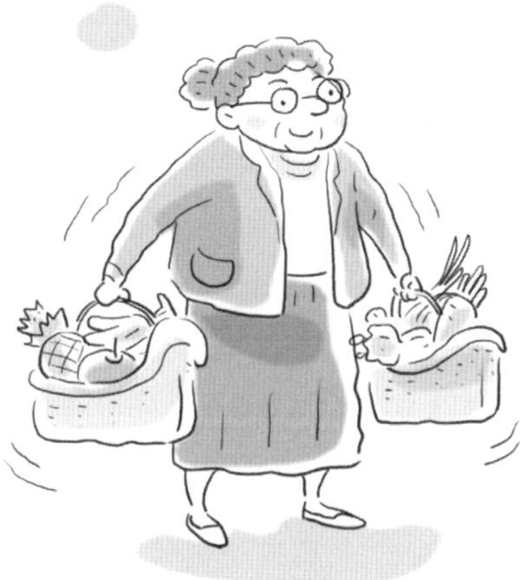

장내세균이라는 설에 고개가 끄덕여진다.

장내세균 균형은 숙주의 식성에 따라 구성이 크게 달라진다. 이상적 식생활을 영위하면 이른바 '유익균[善玉菌]'이 우위의 세균총이 된다. 육식 등 부자연스러운 식생활로는 '유해균[惡玉菌]'이 많아져서 해로운 짓을 많이 한다.

이와 같이 육식이 사람에게 적합하지 않은 근거로 ① 이의 형태, ② 타액, ③ 소화기에 대해서 초등학교 저학년에게 들려주면 고개를 끄덕이며 사람은 고기를 먹지 말고 곡물·채소·과일을 먹어야 한다고 이해할 것이다. 본디 "사람은 무엇을 먹으며 살 것인가?"라는 질문은 학문 이전의, 생활의 지혜 이전의 이야기이며, 동물로서 기본 중 기본이다.

자연계 동물은 스스로 무엇을 먹어야 하는지를 본능으로 깨닫고 다른 동물들과 영역을 나눈다. 판다는 조릿대를 먹으면서 거대한 몸을 유지하고, 코알라는 유칼립투스의 잎만 먹는다. 짚신벌레나 물벼룩 등 미생물조차 먹어도 되는 것과 안 되는 것을 구분한다. 이 지구상에서 오로지 인간만이 무엇을 먹어야 하는지, 먹지 말아야 하는지 신경도 쓰지 않고 무엇이든 먹어치우고는 이런저런 병에 걸려 고통받고 수명을 줄이고 있다.

참으로 먹거리에 대한 인간의 지혜는 짚신벌레보다도 못하다는 생각이 든다. 인간이 만물의 영장이라는 대단한 왕관은 창피함에 스스로 내려놓아야 할 것이다.

＼고기를 먹이 삼아 대량 번식하는 유해균／

미국이나 북서유럽 사람의 대장암 발생률은 예전보다 10배나 증가했다. 게다가 동맥경화는 사망률 1위다. 일본과 비교해도 10배 가까이 되는 발생률이다. 그 원인을 찾아보면 고단백, 고지방에 섬유질이 거의 없는 서구형 식단에 있다.

육식의 문제점을 한마디로 정리하면 고단백, 고지방이다. 그뿐이랴. 탄수화물은 제로(0)다. 사람의 소화기관은 탄수화물을 당류로 분해하여 에너지원으로 삼도록 만들어져 있다. 여기에 고단백, 고지방을 보내면 먼저 아미노산으로 분해해야 하는데 그러면 소화기관에 불필요한 부하가 걸린다. 어렵게 분해해낸 아미노산을 장내에 사는 유해균이 채가 버린다.

또 대량의 지방, 콜레스테롤을 분해하려면 담즙산이 대량 분비된다. 이들은 장내에 사는 유해균을 잔뜩 키워낸다. 이 유해균은 고기나 지방을 '먹이'로 맹렬하게 번식하여 유독물질 생성에 극성을 부린다.

그러므로 육식을 과다 섭취했을 때 장내세균의 대사활동으로 다양한 발암물질이나 유해물질이 만들어져 각종 질환의 원흉이 되는 것이다.

\ 지방섭취량이 많을수록 대장암 · 유방암 사망률이 높다 /

미츠오카 도모타리의 저서 《장내세균 이야기》를 보면 서양인은 일본인보다 결장암이 발생할 확률이 5배에 이른다고 한다. 유방암에도 같은 경향이 보인다. 또 재미 일본인 2세, 3세에게는 미국인과 비슷한 수준으로 결장암, 유방암이 발병한다.

이를 정리하면 '인종의 차이가 아니라 매일 섭취하는 먹거리가 원인'이라는 게 분명하다고 미츠오카 씨는 단정한다. 우리도 식생활이 서구화되면서 결장암, 유방암, 폐암 등의 발생률이 증가하고 있는데, 이것도 식사와 암의 관계를 나타낸다. 여기에서 반드시 기억해야 할 것은 '식사 → 장내세균 → 암의 관계'다. 장내세균이 유해물질 생성을 돕는 것이다.

미츠오카 씨는 서양인이 고기나 지방을 많이 섭취하는 데 반해 우리는 고기나 지방 섭취량이 훨씬 적은 데 착안했다.

대장암의 일종인 결장암의 사망률과 지방섭취량을 비교하면 서양에서 훨씬 높게 나온다. 지방을 많이 섭취하는 서양인일수록 결장암으로 사망할 확률이 높다. 고기와 지방은 불가분의 관계이므로 육식량과 비례한다고 봐도 좋다. 일본과 칠레만이 북미나 북유럽 등에 비해 결장암 사망률이 5분의 1 수준으로 낮은 것에 감탄했다.

유방암 사망률도 지방섭취량과 완벽한 상관관계를 보인다. 지방섭취량이 많은 네덜란드는 일본에 비해 유방암 사망률이 10배나 높다. 다만 이 통계는 1970년대에 만든 것이다. 아직 일본이 고기와 지방으로 쩌든 식생활을 하기 전의 좋았던 시절이다. 이 점을 잊으면 안 된다.

현대 일본인의 고기와 지방섭취량을 고려하면 이미 일본인은 서양 나라들과 어깨를 나란히 할지 모른다. 먹거리 세계에서는 메이지시대 이후 소원하던 탈아입구(脫亞入歐, 아시아에서 벗어나 서구 사회를 지향한다)를 이루어낸 결과이기도 하다.

＼장내세균이 고기 · 지방을 발암물질로 바꾼다／

고기나 지방에서 발암물질이 검출되지 않았다. 그런데 어째서 육식으로 암이 발생할까? 이에 대해 미츠오카 씨는 이렇게 말했다.

"여기서 생각해볼 수 있는 원인은 고기에 포함된 영양성분, 즉 단백질과 지방 혹은 콜레스테롤이 장내에서 세균 때문에 발암물질이나 발암물질의 작용을 돕는 물질로 만들어지는 것은 아닐까? 아니면 지방을 대량 섭취했을 때 소화흡수를 위해 대량으로 분비되는 담즙이 장내세균 때문에 발암물질로 바뀌는 것은 아닐까?"

아미노산은 장내세균의 데카르복실라아제(decarboxylase)로 탈탄소화된다. 즉 부패산물의 하나인 각종 아민이 만들어진다. 영양원이라고 여기고 먹은 육류가 특정 종류의 장내세균군에 의해 아민이라는 유독물질로 변해버린 것이다.

미츠오카 씨의 설명에 따르면, 아민은 몸에 유해한 경우가 많은데 장내에서 이것이 만들어지면 미량이라도 몸에 여러 가지 영향을 미치는 것으로 예상된다고 한다. 예를 들면 이렇다.

① **히스타민(histamine):** 혈관을 확장해서 혈압을 내리는 작용이 있다. 백혈구를 유주(遊走)해서 위산을 분비시키고 염증작용이 있다.

② **티라민(tyramine):** 혈압을 높이는 작용이 있으며, 고혈압의 원인이 된다.

③ **아그마틴(agmatine):** 혈당을 억제하는 호르몬인 인슐린과 비슷한 활성이 있다.

④ **니트로소아민(nitrosoamine):** 아민이 위나 장에서 아황산염과 결합하

면 강력한 발암물질인 니트로소아민이 생성된다.

아황산염은 녹황색 채소나 음료수는 물론 식품첨가물의 발색제 등으로 많이 사용되며, 쉽게 체내에 흡수된다. 즉 고기나 지방은 영양원이 되기 전에 소화기관에서 강렬한 발암물질로 변모한다. 이렇게 맹렬한 발암물질인 니트로소아민이 혈류를 타고 온몸을 돌아다닌다.

이상에서 살펴보았듯이 고기는 분명한 발암식품이다. 영양원이라고 생각하는 것은 큰 착각이다. 체내에서 다양한 유독물질로 변신하기 때문이다. 그러니 가끔 즐기는 정도로 만족하자.

세계에서 유명한 장수촌의 식생활에서 보이는 공통점은 소박하다. 보리, 대두, 귀리, 옥수수, 메밀 등의 잡곡류와 콩류, 감자류를 자주 먹는다. 그러나 칼로리 단위의 총섭취량은 대부분 낮으며 과식하지 않는다. 또 채소, 과일을 풍부하게 먹는다. 이제 그리운 고향 음식으로 돌아가자!

제5장

몸이 따뜻하면 암이 낫는다

온열요법

탕 안에서, 온천에서 몸을 따뜻하게!

\ 암을 이기는 세 가지 방법 /

"암을 고치는 데 세 가지 방법이 있다. 다른 게 아니라 '웃기'와 '먹거리로 고치기' 그리고 '몸을 따뜻하게 하기'다."

《암은 스스로 고칠 수 있다》, 《면역혁명》 등의 명저로 유명한 아보 교수는 이렇게 말하면서 자신이 실시한 실험결과를 들려주었다.

"42℃ 정도 되는 탕에 들어가 혀 밑에 체온계를 넣어 체온을 재봤는데 정말 놀랐다. 체온이 39℃가 넘었다."

약간 뜨끈한 정도의 탕에 들어가는 것만으로 체온이 올라가다니 정말 놀랍다. 암세포가 열에 약하다는 것은 이제 상식일 정도다. 그래서 체온을 올리면 암은 반비례하여 약해진다. 암뿐만 아니라 모든 질병이 몸을 덥히면 차도가 생긴다.

이시하라클리닉 원장인 이시하라 유미가 쓴 《몸을 따뜻하게 하면 반드시 병이 낫는다》는 50만 부나 팔린 베스트셀러다. 말 그대로 '가장 좋은 내장 강화법은 몸을 따뜻하게 하는 것'이다. 이 책에서 "약은 절대로 쓰지 마라!"라는 이시하라 의사의 말이 가장 마음에 들었다.

아보 교수도 약을 끊으면 병이 낫는다고 말했다. 암의 원인 중 하나가 과도한 약물 복용이다. 이시하라 의사는 "약(화학약품)의 과용이 몸을 차게 한다"라고 경고했다. 그 전형적인 사례가 '해열제'다. 말 그대로 열을 내리고 체온도 내린다. 인간의 몸은 스스로 체온을 높여서 병을 낫게 하려 하는데 화학약제의 생리독성작용으로 '차게' 하니 병이 나을 리 없다.

냉증은 만병의 원인

이시하라 의사는 《약은 필요 없어! 몸이 따뜻하면 병은 낫는다!》라는 통쾌한 제목의 책도 썼다. 다음은 이시하라식 '냉(冷)·통(痛)·수(水)'의 삼각관계도다.

지나친 수분이 냉증을 키우고 냉증이 통증을 낳는다. 게다가 냉증은 혈액을 오염시킨다. 질병은 차가운 곳(혈액순환이 안 되는 곳)에서 생겨서 통

'냉(冷) · 통(痛) · 수(水)'의 삼각관계도

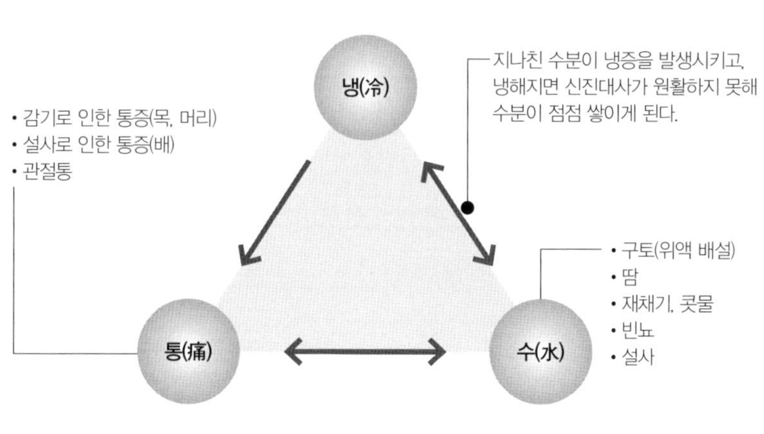

* 자료: 이시하라 유미, 《약은 필요 없어! 몸이 따뜻하면 병은 낫는다!》

증을 유발한다. 내장이 좋아하는 일을 왜 하지 않는가. 이시하라식 치료법에는 모두 몸을 따뜻하게 하는 지혜가 담겨 있다.

예를 들면 미니 단식, 체온 올리기 메뉴, 소금 · 생강 목욕, 간단한 제자리 운동 등이다. 돈도 들지 않고 대부분 누구나 혼자서 할 수 있는 방법이다. 더욱이 빠른 사람은 일주일 만에 효과가 나타난다고 한다.

이시하라 의사는 이렇게 말했다.

"당신은 이런 행동을 하는가? '페트병에 든 음료를 자주 마신다', '밥보다 빵을 더 좋아한다', '아침에 식욕이 없을 때도 아침밥은 가급적 먹는다', '욕탕은 겨울에만 들어가고 대부분 샤워만으로 끝내는 경우가 많다' 등의 행동은 지금 당장 그만두어야 한다. 왜냐하면 자신도 모르는 사이에 몸에서 열을 빼앗기 때문이다. 우리 인간의 몸은 36.5~37℃ 정도 체온에서 가장 잘 작동하도록 만들어졌다. 그런데 최근에는 36℃ 전반, 개중에는 35℃대인 사람까지 있다. 이러한 상태에서 앞의 행동들을 지속하면 쉽게 건강을 해친다."

이시하라 의사의 말에 따르면 인간의 체온이 가장 높은 때는 아기였을 때라고 한다. 그리고 나이가 들면서 노화되면 백발, 백내장처럼 하얗게 되는데 이것들은 모두 옛날 '냉증'에서 오는 노화현상이며, 모든 질병은 체온 저하로 발생한다고 한다.

＼암도 체온이 떨어져 발병한다／

이시하라 의사는 암이 생기는 것도 체온 저하가 큰 원인이라고 말했다. 체온을 떨어뜨리는 행동은 과식, 스트레스, 운동 부족 등이다. 그러나 체온을 높이는 일은 어렵지 않다. 사소한 습관으로 가능하다. 예를 들면 생강홍차가 있다. 뜨거운 홍차에 갈은 생강을 넣은 것으로, 생강은 한방에서도 몸을 덥히는 효과가 있다고 알려져 있다.

체온 35℃는 암세포가 증식하기 가장 좋은 온도라고 한다. 암도 '냉증'이 원인인 병이다. 암은 머리끝부터 발끝까지에서 발생할 수 있는데 '심장암'이나 '비장암'이라는 말은 들어본 적이 없다. 심장은 하루 24시간 쉬지 않고 움직이므로 발열량이 많기 때문이다. 비장은 적혈구의 창고로 온도가 높다. 따라서 냉증의 질병인 암에 걸리지 않는다.

＼암세포는 39.6℃ 이상에서 전멸／

이시하라 의사는 냉증과 암 관련 에피소드를 다음과 같이 소개했는데 매우 흥미롭다.

① 그레이브스병(Graves'disease, 갑상선 기능항진증)은 발한, 발열 등 신

진대사가 지나치게 좋아서 생긴다. 그런데 이 병에 걸린 환자의 발암률은 일반인에 비해 1,000분의 1 이하로 극히 낮다.

② 이탈리아에 있는 한 늪지역 주변에서 사는 주민들은 그곳에서 서식하는 모기에 물려서 자주 말라리아에 걸려 고열이 시달렸다. 그러자 이탈리아 정부가 이 늪을 메워버렸다. 그 결과 말라리아에 감염되는 사람은 줄어든 반면 암환자가 급증했다.

③ 뉴욕기념병원의 콜리 박사는 '수술이 불가능한 악성종양 환자로 열병인 단독(丹毒)에 감염된 38명 중 20명이 완치했다'는 논문을 남겼다. 게다가 연쇄구균과 세라티아마르세센스에서 추출한 혼합독소를 수술이 불가능한 암환자 312명에게 투여하여 발열시켰더니 134건의 사례에서 유효했다고 한다.

④ 일본의 국립위생연구소팀은 1978년 사람의 자궁암세포를 발췌하여 32℃에서 43℃ 사이로 온도를 변화시키며 정상세포와 비교해봤다. 그 결과 39.6℃ 이상으로 온도를 조절했을 때 암세포는 열흘 만에 전멸했다. 그러나 정상세포에는 아무런 손상도 없었다.

\ 온열요법으로 암을 치료한다 /

수많은 임상사례와 실험결과에서 '암세포는 열에 약하다'는 사실이 실증되고 있다. 그리고 암에 열을 가하는 '온열요법(溫熱療法)'이 암치료의 일환으로 이미 도입되었다.

전신 온열요법

진행 중인 암에는 수온 41.5~42℃에서 2~10시간 전신욕을 한다. 이를 1~2주에 2~5회 실시한다. 온도를 올리는 방법은 전신욕이다.

국소 온열요법

피부암의 일종인 멜라노마(흑색종)나 뼈, 근육에 생긴 종양에 실시한다. 초음파나 마이크로파, 고주파 등의 전자파를 사용하여 암 부위를 42~44℃까지 가열한다. 40~60분간 빛을 쪼여 가열하는데, 일주일에 1~2회 간격으로 총 5~10회 열을 가한다. 그런데 마이크로파 등의 전자파는 유전자를 손상시키는 발암성이므로 문제가 있다. 반면 초음파는 부작용이 거의 없어서 유망한 온열요법이라고 하겠다.

유의할 점은 온열요법은 방사선요법과 병행하는 일이 많은데, 방사선 역시 유전자를 파괴하여 암과 싸우는 면역세포(NK세포)를 격감시킨다는 것이다. 화재를 진압하려고 물과 가솔린을 동시에 쏟아붓는 격이다. 왜 불필요하고 위험한 요법을 함께할까? 이해하기 어려운 일이다.

＼암은 혈액 오염의 정화장치／

이시하라 의사는 몸의 '냉증'을 여러 가지 신호로 알 수 있다고 했다.

① 눈 밑의 다크서클

② 코끝이 빨갛다.

③ 입술이 푸르스름하다.

④ 잇몸의 색소침착

⑤ 쉽게 멍든다.

⑥ 거미줄 모양의 혈관종

⑦ 지주상 혈관종(vascular spider)

⑧ 손바닥이 빨갛다.

⑨ 치질출혈

⑩ 생리불순

⑪ 하지정맥류

이러한 증상들은 냉증, 즉 체온이 저하되면 몸의 모든 세포와 장기의 대사가 나빠지기 때문에 발생한다. 혈액순환이 나빠지고 체표면의 정맥 중 소혈관의 흐름이 정체된다. 그러면 ①~⑪과 같은 증상을 일으킨다. 이것이 한방에서 말하는 '어혈(瘀血)'이다.

이것은 그냥 두면 '오혈(汚血)'로 악화된다. 암(癌)이라는 한자에서 '嵒'은 '岩(바위 암)'의 뜻이다. 즉 단단해지는 병이라는 의미다. 유방암 등은 촉진으로 '응어리'를 확인한다. 혈액순환이 나빠지면서 차가워진 곳에 덩어리가 만들어지며 발생한다.

한방의학은 예전부터 '만병일원(萬病一元), 혈액 오염이 일으킨다'는 주장에 힘을 싣고 있다. 혈액 오염이란 요산, 요소질소, 젖산, 피루브산 등의 노폐물이 혈중에 증가하는 것을 말한다. 콜레스테롤이나 중성지방 등도 증가하여 이른바 말하는 끈적끈적한 피가 된다.

혈액은 우리 몸을 이루는 60조 개 세포에 영양과 산소 등을 공급한다. 그 혈액이 더러워진다는 것은 세포가 더러워지고 상처받아 병드는 것을 뜻한다. 그리고 혈액 오염은 발진, 염증, 동맥경화, 고혈압, 혈전, 출혈, 암 등의 증상으로 나타난다.

이시하라 의사의 이론은 명쾌하다.

"우리 몸이 혈액을 정화하는 방법으로는 출혈과 한곳으로 오염을 모으는 정도밖에 없다. 두 가지가 구현된 병이 암이다. 암의 특징적 증상으로 출혈이 있다. 각혈(폐암), 토혈(위암), 하혈(대장암), 혈뇨(신장·방광암), 부정출혈(자궁암) 등은 암이 필사적으로 정혈(淨血)을 시도하는 모양으로 봐도 좋다."

다시 말하면 출혈로 더럽혀진 혈액을 체외로 배출한다고 한다. 그저 묵묵히 고개를 끄덕일 수밖에 없다. 또 오염이 한곳에 모여서 단단해진 것이 '암종(癌腫)'이라고 설명했다.

이시하라 의사는 미국 의학자인 파보 에이롤라(Pavvo Airola) 박사나 일본의 모리시타 게이이치(森下敬一) 박사가 주장하는 '암은 혈액 오염의 정화장치'라는 설을 동양의학의 관점에서 극찬했다. 내가 30여 년간 존경해온 모리시타 박사를 이시하라 의사는 '일본 자연의학계의 최고권위자'라고 칭송했다.

\ 발열은 자연치유의 증거 /

온열요법은 암세포를 공격하는 면역세포도 활성화한다. 이시하라 의사는 대학원 시절 백혈구 연구에 몰두했다. 그때 운동 후나 입욕 후 백혈구의 일종인 호중구의 세균에 대한 탐식능력이 향상한다는 사실을 알았다. 나아가 체온 상승이 호중구뿐만 아니라 림프구, 단구, 호산구 등 모든 백혈구의 작용을 활발하게 만드는 것을 확인했다.

이시하라 의사는 "병에 걸렸을 때 대부분 열이 나는 것은 백혈구의 작용을 활발히 해서 병을 낫게 하려는 자연치유력의 발현이라고 봐도 좋다"라고 말했다. 따라서 평소에 몸을 따뜻하게 유지하려고 힘써야 한다. 이것이 자연치유력을 높이는 생활 자체이므로 질병을 예방하고 빨리 낫게 한다. 암도 예외는 아니다.

＼몸을 따뜻하게 하려면／

이시하라 의사가 추천하는, 일상생활에서 몸을 따뜻하게 하는 방법은 다음과 같다.

① 수욕(手浴), 족욕(足浴)

② 욕탕에 입욕

③ 사우나

④ 반신욕(약 30분)

⑤ 약탕(소금입욕, 생강입욕 등)

⑥ 제자리운동

⑦ 걷기운동

⑧ 생강습포

⑨ 따뜻한 복장(양말을 겹으로 신기 등)

이러한 방법은 누구나 실천할 수 있을 정도로 간단하다. 이로써 암을 시작으로 하는 다양한 질병이 낫는다. 너무 간단해서 허탈한 사람도 있으리라.

아보 교수는 담담하게 이런 말을 들려주었다.

"내 고향 쓰가루, 닷비미사키곶은 집안에 욕조를 갖춘 집이 50가구 중

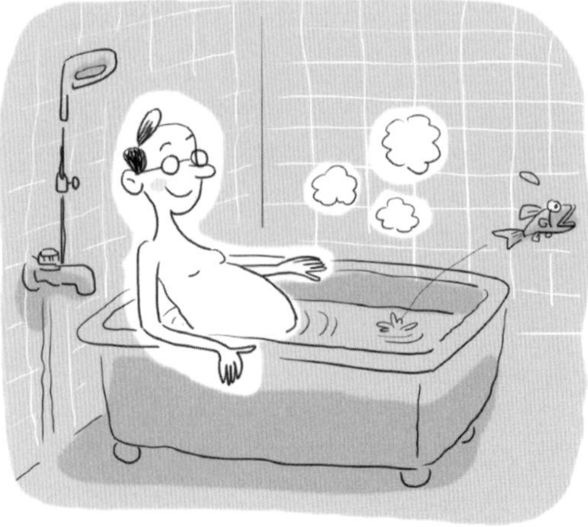

한 곳 정도였다. 그래서 입욕요법을 하려고 해도 불가능했지만 지금은 대부분의 집에 욕조가 있지 않은가? 거기에 들어가서 몸을 따뜻하게 하면 된다."

입욕을 하면 물의 온도가 뜨거울 때는 '활동 신경'인 교감신경이 작용하고 물의 온도가 미지근할 때는 '릴랙스 신경'인 부교감신경이 작용한다.

입욕의 놀라운 의학적 효능은 다음과 같다.

혈액순환 촉진

발열로 혈관이 확장되어 혈액순환이 촉진되고 세포로 산소와 영양공급, 노폐물의 배설작용이 활발해진다. 혈액이 정화되면 피로가 풀리고 질병이 예방된다.

물의 온도가 뜨거울 때와 미지근할 때 효능

	뜨거울 때(42℃ 이상)	미지근할 때(38~41℃)
자율신경	교감신경 작용	부교감신경 작용
심박(맥박)	활발해진다	느려진다
혈압	급히 상승	변하지 않거나 천천히 저하
위장작용	저하한다(위액 분비 저하)	활발해진다(위액 분비 촉진)
기분	긴장한다	편안해진다
입욕시간	10분 이내	20~30분
적응증	위궤양, 위산과다, 아침에 못 일어나는 사람은 아침 목욕시간에, 식욕 억제 시	혈압, 그레이브스병(갑상선질환), 불면증, 스트레스가 많은 사람, 위장허약, 식욕부진

정수압(靜水壓) 효과

어깨까지 몸을 담그는 입욕을 할 때 탕의 수압은 500kg이나 된다. 가슴둘레는 2~3cm, 배둘레는 3~5cm나 줄어든다. 이 정수압이 피하혈관이나 임파관을 압박하여 혈액순환을 촉진한다. 특히 신장으로 흐르는 혈액순환을 좋게 하며 배뇨량이 늘어 부종이나 냉증을 풀어준다.

피부 청정

체온이 오르면 피지선에서 피지가 분비되어 피부표면의 오염물질이나 세균을 씻어내준다.

부력 효과

욕조에 몸을 담그면 아르키메데스의 원리에 의해 체중이 10분의 1 이하로 느껴진다. 따라서 몸의 관절, 근육이 중압에서 해방되어 스트레스가 해소된다.

릴랙스 효과

미지근한 탕에 몸을 담그면 아세틸콜린(acetylcholine)이 분비되어 릴랙스 상태에서 분출되는 뇌파인 알파파가 나온다. 스트레스에서 해방된 상태가 되어 심신의 다양한 질병에 효과를 볼 수 있다. 물론 암도 예외가 아니다.

면역기능 촉진

면역기능을 담당하는 백혈구가 발열효과로 활성화된다. 모든 질병의 예방과 치유 효과가 있다.

적당한 농도의 혈액 효과

혈액에는 혈전을 녹이는 효소 플라스민(plasmin)이 존재한다. 입욕의 발열효과로 섬유소를 녹이는 능력(선용능)이 향상된다. 즉 입욕은 뇌경색 등을 예방해준다.

다만 이시하라 의사도 주의하듯이 입욕도 기분이 좋은 정도에서 멈추는 것이 좋다. 가끔 욕탕반응(혹은 온천반응)이나 상기(上氣) 등이 발생하는 경우도 있다. 욕탕이나 온천에 지나치게 오래 있을 때 생긴다. 매사에 무리는 금물이다.

\ 온열건강법으로 대장암을 물리치다 /

이시하라 의사의 책에는 대장암에서 살아 돌아온 50세 남성 S씨의 사례가 실려 있다. S씨는 내시경으로는 적출해내지 못할 정도로 큰 암덩어리가 대장에 있다는 선고를 받았다. 그러나 그는 수술을 거부하고 병원을 나왔다.

그러고 나서 아침에는 3컵 분량의 채소와 과일주스를 먹고, 주식으로 팥을 넣은 현미를 먹었다. 더불어 매일 1시간 정도 산책을 하였고, 스페셜 온열요법으로 매일 30분씩 적외선 사우나에 들어갔으며 복부뜸질을 실시했다.

이러한 건강법을 묵묵히 실천해온 S씨는 암을 선고받은 지 10년이 넘었으나 이시하라 의사가 감탄할 정도로 건강하게 잘 지내고 있다.

＼효용 단백질 HSP의 경이적인 치유효과／

"몸을 따뜻하게 하면 병은 낫는다."

이 메커니즘은 이시하라 이론으로 대부분 설명이 가능하다. 게다가 최근 'HSP(Heat Shock Protein)'라는 단백질의 작용이 주목받고 있다. 우리 몸의 체온을 높이면 세포 중 HSP라고 불리는 단백질이 만들어진다는 것이 판명되었다.

HSP는 질병이나 스트레스 장애에서 몸을 지키고 노화와 치매 예방, 운동능력까지 향상하는 기능이 있다고 한다. HSP는 열 자극이 더해지면 세포 중에 많이 만들어진다. 또 열 이외의 다양한 자극에도 증가한다. 그래서 '스트레스 단백질'이라고도 불린다.

아이치의과대학 의학부 이토 요코 교수는 〈마이니치 라이프〉에서 HSP에 대해 다음과 같이 설명했다.

"피로, 허혈, 방사선, 적외선 등 생체항상성을 어지럽히는 스트레스를 받으면 몸을 구성하는 단백질이 장애를 받는다. 이러한 장애, 구조 이상이 된 단백질을 고쳐서 건강한 세포로 되돌리는 게 HSP다. HSP는 피로나 감기 등 감염증뿐 아니라 암 등의 치유효과도 있다. 유사시에 크게 의지할 수 있는 '구조대'와 같은 존재다."

정상 단백질은 접이식 구조다. 그런데 여기에 스트레스가 더해지면 세포 내 단백질 모양이 무너지면서 본래 기능을 다하지 못하게 된다.

이토 교수는 이렇게 설명했다.

"HSP는 어떤 단백질이라도 이상이 있으면 정상적인 모습으로 복구하려고 노력한다. 그러나 스트레스가 너무 많으면 복구가 불가능한 단백질이 세포 내에 다수 남게 된다. 이것들이 암 등 질병의 원인이 된다. HSP는 세포 장애가 심해서 복구가 불가능할 때는 아포토시스(apoptosis, 세포의 자살)로 이끌고 간다는 점에서 대단하다."

HSP는 상처받은 세포를 복구하는 경이로운 치유효과가 있다. HSP는 열 스트레스에 가장 많이 생성된다. 따라서 세포가 스트레스라고 느끼는 온도(탕 온도 42℃)에서 전신 가온(加溫)을 하면 HSP가 더욱 급증한다. 실험에서는 입욕 등에서 전신 가온을 하면 이틀 뒤 HSP 생성이 최고조에 이르렀다.

또한 체온을 높여 HSP가 증가하면 각종 면역물질도 증가한다는 것이 입증되었다.

이러한 결과에서 이토 교수는 '예비 가온(加溫)'이라는 예방 케어를 제창했다. 우리 몸이 예측 가능한 스트레스를 받기 전에 미리 체온을 올려 HSP를 늘려서 진짜 스트레스에 대응시키자는 것이다. 예를 들면 수술 이틀 전 미리 체온을 올려두면 수술에서 받는 상해가 경감되어 회복도 빨라진다. 또 피로물질이 잘 생기지 않는다.

＼병원보다 온천에 먼저 가자／

친구의 권유로 1박 2일 온천여행을 갔다. 우리는 온천에 도착하자마자 눈이 내리는 노천탕에 뛰어들었다. 눈을 피하려고 풀로 만든 삿갓을 썼는데 얼마나 우스웠는지 모른다. 그리고 다음 날 아침부터 탕에 들어가 온몸을 덥혔다. 눈이 내릴 것 같은 쌀쌀한 날씨였는데 집에 돌아와서도 온몸이 따뜻했다. 온천의 혈액순환 효과를 실감했다.

암에 걸린 사람이나 다른 질병으로 고민하는 사람은 병원에 가기 전 온천으로 치유여행을 떠나보기를 진심으로 추천한다. 한쪽은 항암제 지옥, 다른 한쪽은 온천 천국이다.

최근에는 암반욕 등 전신을 원적외선 효과로 덥히는 곳도 있다. 비슷한 유형으로 모래찜질이 있다. 증기탕에 들어가도 기분이 좋다. 우리 온천 문화는 세계에 내세울 만한 자연요법이다. 바람이 지나는 노천탕에서 사계절의 절경을 마음껏 감상해보자. 예전부터 전해온 탕치(湯治) 효과가 얼마나 이치에 맞는 요법이었는지 조상의 깊은 지혜에 다시금 감동할 따름이다.

제6장

운동하면 암세포가 작아진다

운동요법

손가락 하나라도 움직여라

＼운동으로 발암률을 떨어뜨린다／

"운동하면 암세포가 작아진다!" 암에 대한 운동효과이자 암치료의 상식이다. 환자를 침대에 뉜 채 치료하는 현대 암치료법은 근본부터 잘못되었다. 걸을 수 있는 환자는 걷게 해야 한다. 뛸 수 있는 환자는 뛰게 해야 한다. 그것이 암의 운동요법이다.

매우 흥미로운 쥐 실험이 있다. 실험쥐가 회전축을 쉼 없이 뛰게 하는 운동그룹과 전혀 움직이지 않는 비운동그룹으로 나누어 관찰을 계속했다. 그러자 결장암은 운동 부족인 비운동그룹에서 52%나 발병했다. 이에 반해 운동그룹은 19%였다. 운동 부족이 결장암을 2.7배나 증가시킨 것이다. 소장암은 더욱 큰 차이를 보였다. 37% 대 11%로 비운동그룹 실험쥐에서 3.4배나 되는 암이 생겼다. 간암은 100 대 66으로 1.5배 차이 났다.

전체적으로 운동그룹은 암발생률을 3분의 1로 억제했다. 이 실험에서 운동 부족은 결정적인 발암원인임을 입증한 것이다(미국 건강재단 레디 박사팀).

운동과 암에 대한 다른 연구가 있다. 예를 들면 하루 종일 앉아서 일하는 사람은 그렇지 않은 사람보다 간암, 대장암이 많다는 보고도 있다.

"운동 부족은 서서히 자살하는 것이나 다름없다."

이 말을 지금도 생생히 기억한다. 요가 지도자 오키 선생은 나에게 깊은 깨달음을 주었다.

"설령 중병으로 자리에 누워서 온몸을 움직이지 못하고 손가락 하나가 움직인다면 그 손가락을 열심히 움직여라. 그러면 다른 손가락, 팔 그리고 몸 전체로 점차 기능이 회복된다."

사람도 동물의 일종이다. '동물'이란 말 그대로 움직이는 것이다. 살아 있는 동안은 움직여야 한다. 움직임이 멈추면 그것은 '죽음'을 의미한다.

오키 선생은 내게 이렇게 말했다.

"한 시간 이상 같은 자세를 유지하지 마라!"

이 말은 '움직임의 정체'를 경계하는 말이다. 몸이 일정한 자세로 오래 굳어지면 근육도 굳고 혈액순환도 정체되며 신경이 압박당한다. 여객기 등에서 자주 발생하는 이코노미증후군이 그 무시무시함을 설명해준다. 운동 부족으로 말 그대로 급사할 수도 있다.

운동 부족은 생명 에너지(기)의 흐름을 정체시킨다. 요가의 다양한 자세와 호흡법도 에너지의 흐름을 원활하게 만드는 것을 목적으로 한다.

＼운동에 집중하여 병에서 해방되다／

미시마의 오키 요가장에는 말기암에서 불치병까지 많은 환자가 전국에서 모여 수행하고 있다. 놀랍게도 오키 선생은 그들을 전혀 환자 취급하지 않았다. 아침에는 죽도를 휘두르며 호통 쳤다. 이른 아침부터 전원이 조깅을 했다. 물론 체력이 약해서 못 뛰는 사람은 천천히 걷게 했다. 그러나 체력이 충분해서 뛸 수 있는 환자가 터벅터벅 걸으면 선생의 불호령이 떨어졌다. 당연히 여러 요가 자세도 지도했다. 나도 자세를 잡아봤는데 기분이 상쾌했다.

최근 의학 연구에서 요가가 뛰어난 운동요법임이 입증되었다. 요가는 정적인 운동이다. 쉽게 말하면 스트레칭의 일종이지만 평소 사용하지 않는 근육을 호흡을 깊이 토하면서 천천히 편다. 그러면 잠자던 근육(sleeping muscle), 내부에서 움직이지 않는 근육(inner muscle)이 펴지면서 긴장되어 시원해진다. 이때 근전류를 측정하면 평소 사용하지 않던 근육이 미크로 단위로 수축을 반복하며 버젓이 운동한다는 것을 알 수 있다.

흔히 운동이라고 하면 뛰거나 역기를 드는 것만 떠올리지만 실은 요가 자세도 훌륭한 운동요법이다.

요가를 하면서 나는 '사바사나(savasana, 시체) 자세'가 흥미로웠다. 하나의 자세를 마친 뒤에 반드시 사바사나 자세를 취한다. 온몸의 힘을 빼고 똑바로 누워서 얼굴의 힘도 빼고 멍한 자세로 전신의 기 흐름을 느끼는 것이다. 요가 자세가 일종의 긴장이라면, 사바사나 자세는 이완이라 할 수 있다. 긴장과 이완이 반복되면서 손가락, 발가락 끝까지 전신에 기 에너지가 편안히 흐르는 것을 느꼈다.

또 요가도장에서는 매트 위에서 앞구르기, 뒤구르기, 로프에 매달려 서로 오르락내리락하는데 마치 운동회 같다. 어쨌거나 몸을 많이 움직인다.

그야말로 '운동요법'의 종합판이다. 그러다보면 끙끙거리며 고민할 틈도 없다. 자세와 운동에 집중하다 보면 고민이나 스트레스에서 해방된다. 이것도 운동요법의 가장 큰 효용이라고 하겠다.

\ 암환자 모임 '이즈미회'의 기적 /

"암이 발병하는 데는 심적 문제, 경제적 문제, 직장 문제, 식생활 문제, 생활습관 문제 등이 있다. 가장 큰 문제는 스트레스, 불규칙한 식생활, 운동 부족이다. 이는 어린아이부터 노인까지 모두 해당한다. 그러므로 국민병이다."

NPO법인 '이즈미회' 회장 나카야마 씨의 지적이다. 그는 말했다.

"암 수술을 마친 의사는 대부분 환자에게 '평소처럼 생활하라'거나 '영양가 있는 것을 먹으라'고 할 뿐 마음이나 운동을 지도하지 않는다. 아니 하지 못한다. 수술 후가 가장 중요한데도 그것을 모른다. 슬프지만 이것이 현실이다."

나카야마 회장은 1981년에 조기 위암 진단을 받았으나 현미·채식으로 이겨냈다. 그러나 3년 뒤 재발했는데 이번에는 진행이 빠른 경성(硬性, scirrhous) 위암으로 '6개월 이내에 반드시 재발, 살아날 확률 3만 명 중 1명'이라며 의사는 잔혹하기 그지없는 선고를 했다.

그는 의사의 말에 이를 악물었다. 식사요법을 중심으로 체질 개선에 철저를 기했고 마침내 암은 완전히 사라졌다. 그리고 "3기, 4기 암도 극복할 수 있다!"라고 자신 있게 말한다.

이즈미회는 암환자 750여 명이 회원으로 있는 모임이다. 이 모임은 경이로운 생존율로 의학계의 주목을 받고 있다. 이즈미회에서 암을 치유하는 근본은 ① 마음가짐 개선, ② 식생활 개선, ③ 운동 세 가지다.

① 마음가짐을 바꾸면 암이 낫는다. '스스로 고친다'고 굳게 다짐한다.

② 암을 만든 체질을 '현미 · 채식' 등으로 개선한다.

③ 적절한 '운동'을 빼놓지 않는다.

이즈미회를 설립한 나카야마 회장은 "과도한 스트레스, 과식, 수면 부족… 15명의 체험을 읽으면 암을 초래한 원인이 보인다"라고 말하며 《나는 행복한 암환자입니다》라는 책을 읽어보길 권한다. 이 책은 암환자 15명의 체험을 담은 부활의 기록이다.

"모임이 발족한 지 17년, 암이라고는 해도 회원들의 생명에 대한 의지는 확고했으며 세상을 떠난 사람은 연간 5%로 매우 적다. 그것이 입소문이 나서 회원이 늘었다."

나카야마 회장의 말처럼 이즈미회는 '생존율 95%'라는 경이적인 치유 실적을 자랑한다. 매년 '실질 환자회원' 100명당 95명이 생존한다고 하니 놀라지 않을 수 없다. 생존율 95%도 10년간의 평균값이라고 하니 더욱 놀랍다. 다만 여기서 말하는 '실질 환자회원'에는 입회 후 6개월 이내에 사망한 사람은 포함되지 않는다. 그는 그 이유를 이렇게 설명했다.

"모임에서 주도하는 치료법은 마음가짐의 개선과 식생활 개선과 운동으로 효과가 날 때까지 빨라도 6개월, 길면 몇 년씩 걸린다. 항암제나 수

암 극복에 성공한 사람과 실패한 사람

항목	성공자의 공통점	실패자의 공통점
① 고지의 문제	환자 본인의 자각이 중요	본인에게 숨기고 치료하려 함
② 본인의 생각	현실을 직시하고 죽을 각오로 노력	자기 주관으로 판단하려 함
③ 가족의 협력	절대적이고 무조건적으로 협력	가족의 생각을 강요
④ 상식의 문제	암에 대한 모든 상식을 전환	지금까지 상식의 연장선에서 판단
⑤ 기초적 사고	체질 전환을 도모	체력 강화를 도모
⑥ 기본적인 대책	자기면역력을 증강하려고 스스로 노력	의사나 전문가의 정보에 매달림
⑦ 식생활 문제	현미 · 채식을 실시	좋다는 음식이나 보조식품 지향
⑧ 항암제 문제	스스로 공부하여 좋고 나쁨 판단	주치의에게 전적으로 맡기며 장기 사용
⑨ 스트레스 문제	대처법을 스스로 터득	무시함
⑩ 정보 수집	극복률이 높은 방법만으로 한정	새로운 정보 검색과 무조건 시도
⑪ 개인차 문제	특히 중시하여 매달림	염두에 두지 않음
⑫ 극복의 초점	살아남는 데 초점을 맞춤	대대적인 싸움에 도전
⑬ 운세 문제	운세 강화를 도모하며 감사하는 마음	일절 무시함

* 자료: 〈이즈미회〉 홍보자료

술로 장기에 상처를 줘서 약해질 대로 약해진 사람들에게는 도움이 되지 않는다. 정말 마음 아프지만 이런 사람은 대부분 6개월 이내에 유감스러운 결과가 나온다."

그래도 입회를 인정한 것은 '꼭 넣어달라'고 애원하는 환자도 있기 때문이다. 나카야마 회장은 오히려 수술이나 항암제 치료를 해도 의미가 없다며 의사가 포기하여 아무런 치료도 받지 않은 사람이 회복할 가능성이 있다고 했다. 암치료를 고발한 의료 저널리스트 이마무라 씨도 이런 말을 했다. "암환자 중 낫는 사람은 의사가 포기한 사람, 의사를 포기한 사람이다"라고 말이다.

또 친밀한 연대감은 환자를 고독감에서 해방해준다. 일종의 그룹 테라피(group therapy, 집단요법) 효과도 놓칠 수 없다. 이즈미회처럼 환자모임이 있는 것만으로도 고독감에서 벗어나 치료효과를 높일 수 있다.

＼ 암은 상식을 바꾸면 낫기 쉽다 ／

이즈미회 실질 환자회원 중 4분의 1이 초기암이고 나머지 4분의 3은 2기 이상인 사람들로 '재발 가능성이 높은 사람', '전이·재발한 사람', '의사가 포기한 사람', '치료방법이 없는 사람', '시한부 선고를 받은 사람' 등이다. 그래도 연간 사망률이 평균 5%라는 수치에 경탄한 의학계는 이 모임을 주시하고 있다. 회원은 비교적 고령자가 많다. 그러므로 생존율 평균 95%는 일반 사람들과 별반 차이가 없는 수치일 것이다.

나카야마 회장은 "이 성적이 '암의 상식'으로는 경이적인 결과로 환자들 사이에 입소문이 나서 의사를 비롯한 의료관계자들도 '이즈미회'에 주목하고 개중에는 입회하려는 사람도 있다"라고 말했다.

결론부터 말하면, 이 비전문가 집단인 환자모임이 실천하는 치료법이 옳다. 현대의학의 암상식이 틀렸다. 병원에서 처치하는 암치료가 근본부터 잘못되었기 때문에 이만큼 차이가 생겼다. 그저 그뿐이다.

이 모임에서 지도하는 '마음가짐 개선'은 역시 회장인 나카야마 회장의 인덕이다. 그를 보면 언제나 등을 꼿꼿이 세우고 단정한 자세를 유지한다. 본인 스스로 말기암을 극복하고 완치한 경험에 따라 지도하므로 설득력이 대단하다. 여기에 회원들 간의 연대감과 격려도 큰 힘이 된다.

"괜찮아요! 반드시 좋아질 거예요. 이렇게 죽을 수는 없어요!"

이것이 이 모임의 격려 구호다.

나카야마 회장은 암은 상식을 바꾸면 낫기 쉽다고 단언했다.

"그런데도 수많은 사람이 저세상으로 가는 고속열차에 탑승한다. 병원에 가면 기계로 검사한 다음 자동으로 벨트 컨베이어에 눕혀져 저세상으로 가버린다. 그래서 무섭다."

나카야마 회장은 1년 전 열이 38~39℃까지 올라서 20년 만에 병원에 갔다. 그는 당시 일을 회상하며 이렇게 말했다.

"그때 CT로 촬영해서 작은 거라도 발견되면 그대로 벨트 컨베이어에 눕혀진다. '사형선고'나 다름없으니 불행한 일이다. 의사가 항암제 등으로 철저히 짓밟으니까. 발견되지 않아도 만일을 위해서라며 항암제를 놓는다. 그래서 33만 명 이상이 죽은 것이다. 이것을 멈추면 3분의 1 정도는 금방 살릴 수 있다."

그는 이어서 이렇게 말하며 안타까워했다.

"호스피스(hospice 혹은 relief care) 차원에서 항암제 등으로 범벅이 된 사람을 의사가 모임 회원에게 소개한다. 그렇지만 자기 면역력을 잃고 난 뒤라 손쓸 방법이 없다. 아무 조치도 취하지 않은 상태가 차라리 낫다. '불꽃'이라도 남아 있으니까."

＼죽기 싫다면 철저히 실천하라／

나카야마 회장은 환자 교육이 필요하다고 주장했다. "스스로 깨달아야 한다. 의사에게 맡기니까 죽는다"라고 말하며 환자들을 격려했다.

"죽고 싶지 않으면 처음부터 다시 공부하라. 면역력을 높이는 식생활을 하고 환경을 자연상태로 되돌려라. 죽고 싶지 않다면 철저히 실천하라. 인생을 새 출발하라! 그러면 바뀐다. 무서운 항암제를 그만둘 용기와 희망이 생긴다."

"이즈미회는 진짜 개혁, 혁명을 열심히 하고 있다. 그러면 평균수명보다 오래 살 가능성도 있다. 미각, 후각 모두 바뀐다! 당뇨병 등도 낫는다. 설령 안약을 넣어 눈이 충혈된다면 이물질에 반응하는 것이다. 현대인은 야생 동물과는 다른 생체로 바뀌었다. 신장은 커졌지만 그 안은 텅텅 비었다."

그는 무엇이든 하고 싶은 일을 하라고 했다. 이 모임의 하와이 여행도 그중 하나다. 그 자신도 암을 진단받고 오픈카를 샀다고 했다. 오픈카를 모는 것이 젊었을 때 꿈이었다며 웃었다. 옆에 아름다운 여자를 태우면 더욱 좋겠다고 했더니 빙긋이 미소를 지었다.

"남에게 피해를 주지 않는다면 무엇이든 좋다. 긍정적으로 살아라! 부정적인 마음은 버려라!" 그는 한 사람이라도 구하고 싶은 마음에 이즈미회를 만들었다. 그 열정은 저서《암, 나는 두렵지 않습니다》에 담겨 있다. 이 책을 읽어보면 희망의 등불이 환하게 비춰줄 것이다. 마지막으로 그는 가장 중요한 말이라며 "밝게! 즐겁게! 생기 있게!"를 큰 소리로 반복했다.

＼운동요법의 놀라운 힘／

이즈미회에서는 현미·채식으로 식생활을 개선하고 운동을 해서 혈액순환을 원활히 하여 몸을 따뜻하게 하라고 권한다. 아보 교수는 암을 치유하는 방법 세 가지로 ① 웃음(마음가짐의 개선), ② 식생활 개선, ③ 몸을 따뜻하게 하라고 한다. 역시 이즈미회의 방법과 똑같다.

운동은 무리하지 않는 산책만으로도 효과가 있다. 우치야마 유지 씨의 예를 들어보겠다. 그는 상행결장암 3기로 간에까지 전이됐다. 암이 발견된 것은 69세 때로, 6개월간 항암제를 투여했지만 부작용으로 너무나 고통스러웠다. 그런데 6개월 뒤 간에서도 암이 발견되었다. 항암제는 듣지 않았다. 간을 4분의 1이나 절제했다.

그는 퇴원하자마자 이즈미회를 방문했다. 항암제 치료 중 우연히 신문에서 이즈미회 관련 기사를 본 게 계기가 되었다. 이것이 그의 생사를 갈랐다. 나카야마 회장의 지도로 현미·채식을 3개월 동안 실천했더니 종양마커의 수치가 정상범위인 1.0으로 떨어졌다. 몸도 마음도 건강을 회복했으나 그래도 매일 아침 운동 삼아 1시간씩 산책을 지속했다. 싫어하던 인삼도 주스로 만들어 먹었고 냉증에도 신경 썼다. 마침내 고혈압과 고지혈증까지 나았다. 수술한 지 5년이 지난 뒤 암은 완전히 자취를 감췄다.

나카야마 회장은 운동요법의 위력에 푹 빠졌다.

"암환자학연구소의 가와다케 대표는 열혈 현미·채식주의자로 알려져 있는데 그는 헬스클럽에서 근육을 단련하여 역삼각형 체형을 만들었다. 또 배드민턴 대회에 출전하여 10시간에 걸쳐 일곱 게임이나 치렀고 마침내 우승했다."

가와다케 대표의 저서《암이 내게 행복을 주었다》에는 말기 췌장암으로 의사에게서 시한부 선고를 받고 포기한 중년 남성이 눈이 오건 비가 오건

뛰에 홀린 듯 병원 앞마당을 산책하여 결국 암을 완치했다는 감동비화가 실려 있다. 운동요법의 기적적 효과를 입증한 일화가 아닐 수 없다. 걷는다는 것 자체가 '삶'에 대한 의지의 표현이 아닐까.

운동이 암을 예방하고 치료한다는 것은 다양한 실험과 임상사례로 증명되었다. 그러나 실제로 병원에서 암환자에게 운동요법을 실시한다는 얘기는 아직 들어본 적이 없다. 반면에 이즈미회나 암환자학연구소 등 아마추어 암환자들이 운동요법을 실천해 놀라운 효과를 얻고 있다. 이만한 반전이 있는 이야기도 없으리라.

전국의 병원에서는 '운동요법'을 신속히 도입해야 한다. 매일 아침 환자에게 산책이나 조깅을 시킨다. 아니면 요가자세를 취하게 한다. 이 얼마나 간단하고 쉬운가? 이것만으로 암환자는 하루가 다르게 회복해갈 것이다.

\ 의사의 암 선고가 암이 증대하는 최대 요인 /

누구에게나 하루 평균 5,000개나 되는 암세포가 생긴다. 그러나 NK세포가 공격하여 대부분 사멸하기 때문에 암이 커지지 않는다. 그런데 최근 암 검진은 암을 세포 수준에서 발견하고는 의사가 환자에게 심각한 표정으로 이렇게 선고한다.

"검사 결과 암세포가 발견되었습니다."

환자는 뒤통수를 맞은 듯한 충격으로 얼굴이 파래지고 스트레스와 공포, 불안으로 극도의 우울감에 빠진다. 이에 비례하여 NK세포도 격감한다. 전문의에 따르면 암 선고 충격으로 면역력이 3분의 1로 격감한다고 한다. NK세포가 3분의 1로 줄어든다는 뜻이다. 이를 달리 말하면 암세포는 3배나 증가한다는 것이다.

다시 말해서 '암 선고 → 불안·공포 → 면역력 저하 → NK세포 격감 → 암세포 증가 → 암 종양 증대'라는 악순환이 시작된다. 암이 발견됐다는 의사의 한마디가 암 증대의 최대 요인이 된 것이다.

아보 교수가 말하는 '암 검사는 받지 말라'는 이유가 여기에 있다. 운동요법은 몸을 움직이는 일에 집중해 불안, 공포에서 자기 자신을 해방해준다.

삶의 보람 요법

암 대체요법 중에서 '삶의 보람 요법'이라는 방법이 관심을 모으고 있다. 이것은 암환자가 몽블랑이나 후지산에 오르는 일 등을 가리킨다. 산에 오른 암환자들은 생기 가득한 웃음으로 가득하다. 아무리 봐도 암환자 같지 않다.

암환자가 몽블랑을 등산한다고 하면 보통 사람은 모두 놀란다. "건강한 사람도 주저하는 곳을 하물며 암환자가…" 하며 말문이 막힌다. 그러나 남녀노소 누구나 매일 평균 5,000개씩 암세포가 생긴다는 것을 잊지 말아야 한다.

또 인간은 누구나 체내에 수백만 개에서 수억 개의 암세포가 존재한다. 암 연구자료에 따르면 암이 커져도 그 암이 원인이 되어 죽지는 않는다고 한다. 그러다 보니 교통사고로 죽은 사람을 해부했더니 암이 여기저기 있었다는 사례도 흔하다.

노보리 미키오 의사는 노환으로 사망한 노인을 해부하면 70~80%는 암이 있다며 암은 있는 게 당연하다고 말했다. 그러니 암이라고 해서 무서워할 것 없다고 했다. 위암이 2배로 커지는 데 8년 이상 걸린 사례도 있다. 짧아도 1년 반, 고형암은 6~7년 변화하지 않는다는 것은 의사들 사이에서는 상식이라고 했다. 따라서 특별할 것 없다.

암환자는 역시 암이 아니라 항암제나 방사선 치료 등으로 '살해'당한다. 암환자의 80%는 암 이외의 원인(치료)으로 죽었다는 오카야마대학 의학부의 임상보고에 절로 고개가 끄덕여진다.

도쿄여자의대병원 신경내과에서는 재발을 방지하기 위해 여성 암환자들에게 운동요법으로 등산을 도입했다. FRCC(Front Runners Climbers Club)가 그것이다.

유방암이 발견된 지 21년째, 뼈와 폐에 전이되고 12년째라는 외국인 여성도 1988년에는 8,035m나 되는 가셔브룸 2봉(Gasherbrum II)에 단체 등

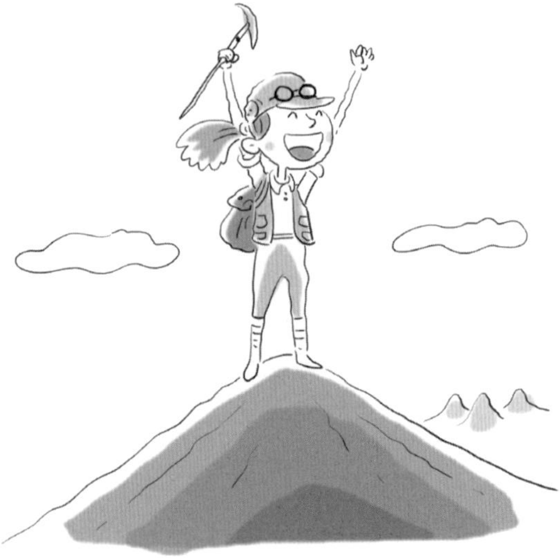

반했다. 또 3박 4일 산행에서 오쿠호산 정상(3,190m)에 오르기도 했다. 이 정도 되면 전문 등산가도 명함을 내밀기 힘들다.

또 43세에 유방암, 48세에 갑상선암을 앓은 여성(현재 55세) 회원은 입원했을 당시 같은 병실을 사용하던 환자는 모두 죽었다고 했다. 그러나 등산으로 여기까지 올 수 있었고 버텨올 수 있었다는 자신감이 평소 생활도 즐겁게 해준다며 힘차게 웃었다.

이 대학병원이 목표로 하는 것은 환자의 생활의 질(Quality of Life, QOL) 향상이다. 등산이라는 운동요법에서 분명한 생리적 효용도 확인되고 있다. 해외에서는 '운동이 유방암을 개선·억제한다'는 의학논문도 나왔다. 이는 '정기적 운동 → 혈중 에스트로겐의 양 감소 → 유방암 재발 방지 및 억제'라는 메커니즘이다.

산 정상에서 만세를 외치는 FRCC 여성 멤버들의 얼굴은 한없이 밝았다. 암이 생기고 처음으로 느낀 인생의 기쁨! 그녀들은 암으로 새삼 행복을 느끼고 있다.

\ 생명활성물질 '마이오카인' /

운동요법의 의학적 효능이 최근 들어 점차 밝혀지고 있다. 앞에서 소개했던 쥐 실험에서 운동그룹의 암발생률이 평균 3분의 1로 줄어든 것에 대해 연구자들은 고개를 갸우뚱했다. 논문도 '이유는 모르겠다. 아마도…' 하며 추론해보면 '운동하면 장의 연동운동이 촉진되어 소화, 배설이 향상되기 때문이리라'고 결론지었다.

그런데 최근 연구에서 근육은 활발히 활동하면 근육 자체가 '다양한 생태 유효성분'을 분비한다는 것이 판명되었다. '마이오카인'이라고 이름 지은 이것은 30여 종에 이른다고 한다. 근육이 호르몬에 준하는 활성물질을 생산한 것이다.

이 물질에는 면역 향상, 노화 방지, 대사 촉진 등 생명활동을 촉진해주는 다양한 효능이 있다. 그래서 근육을 단련하고 강하게 만들면 생명력이 향상되고 젊음을 유지할 수 있다. 요가에서 경계하는 "운동 부족은 서서히 자살하는 행위다"라는 가르침은 역시 옳았다.

나는 하루 종일 책상에 앉아 원고 쓰는 일이 다반사다. 그러나 운동 부족은 아니다. 두꺼운 가죽 벨트를 복대로 삼아 복근을 조여 배에 힘을 주며 집필한다. 요가에서 말하는 쿤박 근육강화법인데 팔, 가슴의 근육에 수 초 동안 있는 힘껏 힘을 준다. 하루에 5초 이상 근육에 80% 이상 부하를 걸면 급격히 증강된다.

요가는 정적 운동(isometrics) 이론이라고 불리며 의학적으로도 효과가 입증되었다. 요가의 근육강화법을 하면 앉아서 일하는 직업(데스크 워크)도 운동 부족을 해소할 수 있다. 운동하면 몸과 마음이 상쾌해진다. 근육에서 생명활성물질인 마이오카인이 방출되기 때문이다. 자, 상쾌한 땀을 흘리러 가자!

제7장

깊고 올바른 호흡으로 암을 다스린다

호흡요법

노화의 주범, 활성산소를 줄이는 효과!

＼호흡요법으로 질병을 예방한다／

“호흡법의 장점은 숨을 내뱉는 일에 의식을 두는 데 있다. 숨을 내뱉는 행위에 중점을 두면 신체를 조정하는 자율신경계가 교감신경 우위상태에서 부교감신경 우위상태로 바뀐다. 그러면 어떤 의미에서 휴식 상태가 되므로 피로해소와 질병 예방으로 이어진다.”

암 통합의료의 1인자 오비쓰 료이치 의사는 ‘호흡요법’을 적극 추천했다. 그는 이어서 이렇게 말했다.

“호흡법은 한 가지 형태에 연연하지 말아야 한다. 자기 자신에게 맞고 몸이 좋아하는 방법을 스스로 터득하고 발견해서 실시해야 한다. 그러면 생명의 근원인 허공(虛空)과 깊이 연결되는 기쁨을 느끼고, 새로 태어나는 기분이 든다.”

오비쓰 의사는 하루에 30분간 도복을 입고 오비쓰식 기공(호흡법)을 실시하며 지도한다.

“하늘의 기와 땅의 기를 받아들여서 생명장(life field, 미국의 의학자가 인간을 비롯해 모든 동물, 식물 주변에는 전기적인 장이 존재한다는 것을 발견하고 붙인 이름)을 높인다.”

이것이 최고 호흡법이라고 그는 말했다.

\ 웃음은 최고의 호흡요법 /

웃음이야말로 최고의 호흡요법이다. 웃을 때 산소를 들이마시는 양은 모든 호흡법 중에서도 단연코 최고다. 그러므로 될 수 있는 한 웃을 일을 많이 만드는 게 건강을 유지하는 데도 매우 중요하다.

요가에도 웃음행법이 있다. 서로 손을 잡고 "와하하하…" 하고 최대한 큰 소리로 웃는다. 역사가 5,000년이나 된 요가도 이미 웃음의 효용을 인식한 것이다.

의사가 '암'이라고 선언했다면 더욱더 생활에 웃음을 도입해야 한다. 코미디 프로그램이나 웃기는 비디오를 보기도 하고, 희극을 보러 다닌다거나 친구와 담소를 나누며 웃음을 생활의 일부로 만들자.

사실 24시간 내내 웃고만 있을 수는 없다. 자거나 일을 할 때, 독서를 할 때 등 평소 동작을 할 때는 호흡을 재검토하길 바란다.

\ 평생 호흡 횟수가 정해져 있다 /

생명의 기본은 호흡에 있다. 나는 20대 중반부터 오키 선생에게서 요가를 배웠는데 "인간이 평생 할 수 있는 호흡 횟수는 정해져 있다"라는 그의 말에 절로 고개가 끄덕여진 적이 있다.

동물도 마찬가지다. 생쥐는 '색색' 하며 호흡을 반복한다. 그래서 쥐의 일생은 짧다. 이에 반해 거북이는 지상에서 장수하기로 유명한 동물로, 몇 분에 한 번 정도 호흡한다. 동작도 쥐와는 대조적으로 마치 조각과 같은 위엄이 있다.

내가 경탄한 것은 내 외조모도 그러셨다는 점이다. 외조모는 94세까지 사셨다.

나는 학생시절 외조모에게 장수 비결이 뭐냐고 물은 적이 있다. 외조모는 웃으면서 천천히 대답해주셨다.

"숨을 천천히 가늘게 오래 내뱉으면 돼."

외조모는 숨이 길면 생명도 길어진다며 그 이유도 가르쳐주셨다. 역시 연륜은 숨길 수 없나보다. 그 이후 나는 천천히 그리고 깊이 호흡하려고 노력한다.

오키 선생의 가르침은 외조모의 교훈이 진리였음을 깨닫게 해주었다. 또 오키 선생은 인간이 평생 먹을 수 있는 양도 정해져 있다고 했다. 대식가는 빨리 먹다가 그만큼 일찍 끝난다. 이것 역시 외조모의 가르침과 일치했다.

특히 외조모는 장수 비결로 "밥은 한 주먹만큼만 꼭꼭 씹어서 먹어야 한다"라고 가르쳐주셨다.

＼자율훈련법과 수식관 호흡법／

나에게 '호흡법' 실천을 깨닫게 해준 것이 또 있다. 규슈대학 의학부에서 심료내과를 개설한 이케미 유지로 교수의 저서 《심료내과(心療內科)》다. 이케미 교수는 일본에서 최초로 심신상관 이론을 임상의학에 도입한 분이다.

그의 책에서 나는 자율훈련법을 알게 됐다. 자율훈련법이란 옆으로 누운 상태로 '양손이 무겁고 따뜻하다'고 자기암시를 걸면서 호흡을 천천히 내뱉고 심신을 편안하게 만들어가는 것이다. 일종의 릴랙스 방법으로, 사가현에서 치료에 기공을 도입한 야마 도시히코 의사는 자율훈련법이 기공과 통하는 부분이 많다고 했다.

취침 전에 자율훈련법을 실천하면 자기도 모르는 사이에 깊은 잠에 빠져들게 되므로 불면증과 영원히 작별할 수 있다.

내 호흡법에 또 하나 영향을 준 것은 한국에서 선을 수행하는 스님과 만난 일이다. 그는 나에게 '수식관(數息觀)'이라는 호흡법을 전수해주었다. 이 호흡법은 간단히 말해 '내뱉는 숨을 천천히 세는 것'이다.

등줄기를 펴고 전신의 힘을 뺀 다음 반쯤 눈을 뜨고 뱉는 숨을 '하-나, 두-울, 세-엣- …' 하고 센다. 취침 전이라면 이불 속에서 누운 상태로 해도 된다.

수식관 호흡법을 하면 손끝과 발끝이 따뜻해진다. 말초혈관이 확장되어 혈류가 촉진되는 것을 느낄 수 있다. 만병의 근원인 혈액의 정체를 수식관이 아주 쉽게 개선해준다.

\ 젊음의 비결은 1분간 호흡 /

스님은 "어깨 결림, 백발, 냉증은 단번에 낫는다"라며 나에게 수식관 호흡법을 가르쳐주었다. 이러한 증상들은 모두 혈액순환이 좋지 않기 때문에 나타난다. 그러므로 호흡법을 개선하면 낫는다. 다시 말하면 호흡법이 잘못됐기 때문에 어깨가 결리고 흰머리가 나며 손발이 찬 것이다.

나에게는 이러한 증상이 전혀 없다. 아마도 30여 년 동안 '수식관'을 실천해온 덕분인지 모르겠다. 육십이 다 된 나이에도 머리카락이 새까맣고 윤기가 흐르다 보니 염색했냐는 말을 듣는다. 나는 중학생일 때 4km나 되는 언덕길을 자전거로 통학했다. 1km 이상 계속되는, 심장이 터질 것 같은 오르막길을 매일 자전거 페달을 밟으며 단련한 덕에 폐활량이 보통 사람보다 발달했다. 흉위도 1m 이상이다.

그 덕분일까? 수식관에서 점점 횟수가 늘어 언제부터인가 60을 넘었다. 지금까지 평안할 때 호흡은 1분간 한 번 한다. 이 말을 들은 사람은 깜짝 놀라지만 딱히 놀랄 일이 아니다. 선을 수행하는 스님 중에는 흔하기 때문이다. 요가 수행자 중에는 몇 분에 한 번 호흡하는 사람도 있을 정도다.

특히 피곤할 때나 불안할 때 수식관으로 1분 호흡을 하면 희한하게도 심신이 안정된다. 노화의 원흉은 활성산소다. 긴 숨은 활성산소의 흡수를 줄여준다. 이는 의학적으로도 효용이 입증되었다.

\ 언제 어디서든 할 수 있는 호흡법 /

수식관 호흡법은 지금 당장 시작할 수 있다. 코로 천천히 숨을 뱉으면서 수를 세는 것으로 좌선 그 자체다. 이는 심신이 가장 조화로운 상태로 근접하려는 것이다.

초급자가 처음부터 1분 호흡을 하기는 어렵다. 그러면 호흡곤란에 빠진다. 그러므로 10까지 세는 것을 목표로 한다. 처음에 뱉는 것이 요령이다. 호흡법을 지도하면 대부분 일단 크게 들이마시는데 이것은 잘못이다. 호흡이라는 글자를 잘 보라. 먼저 '호(呼)'가 있고 다음에 '흡(吸)'이 있다. 언제 들이마시느냐는 질문도 받는데, 숨을 천천히 다 내뱉으면 자연스럽게 공기는 들어간다.

《자연치유》라는 책으로 미국 의학계에 충격을 던진 와일 박사도 '와일식 호흡'을 주창했다. 그의 호흡법은 숨을 들이마시고 넷을 센 뒤 멈추고 일곱을 센 다음 여덟을 세면서 내뱉는다. 훌륭한 서양식 수식관이다. 이 호흡법을 실천하는 번역가 우에노 게이치(上野圭一) 씨는 "호흡법은 간단하고 돈이 들지 않으며 어디서든 할 수 있는 대체의료다"라고 말했다. 이 말에 나 또한 동감한다.

그러면 왜 마음속으로 수를 세는가? 수를 세면 잡념이 들끓지 않고 무심(無心)이 될 수 있어서다. 좌선에서는 마음을 비우라고 가르친다.

여러 상념이 뇌 안에 떠오르면 신체는 그 이미지대로 반응한다. 평소 싫어하는 사람을 떠올리면 체내에는 아드레날린이 분비된다. 그러면 마음이 초조해지고 생리적 균형이 깨져서 평정심을 유지하지 못하게 된다. 그런데 수식관은 수를 세면서 집중하므로 잡념이 떠오를 겨를이 없다. 이는 명상 중 한 기술이므로 추천한다.

또 하나 내가 호흡법을 지도할 때 요령을 소개한다.

"깃털이 공중에서 천천히 떨어지는 장면을 떠올리십시오."

깃털이 천천히 그리고 조용히 낙하한다. 여기에 맞춰 숨을 내뱉는다. 다 내뱉으면 또다시 공중에서 깃털이 천천히 낙하한다. 깃털을 떠올리는 이유도 잡념을 떨치기 위해서다.

\ 기도는 영혼의 호흡 /

이러한 호흡과 명상은 다양한 종교의 기도와도 일맥상통한다. '기도는 영혼의 호흡'이라는 말이 있다. 기독교 신자는 하나님을 마음으로 모시며 경건하게 기도를 올린다. 불교도는 경전을 독경하고 마음을 비우며 복식 호흡을 한다. 회교도는 하루에 서너 번씩 알라신에게 깊고 깊게 호흡하며 엎드려서 기도를 올린다.

양식이나 외관은 다를지라도 본질은 모두 같다. 숨을 깊이 내뱉고 조물주인 대우주(신)와 하나가 된다. 여기서 말하는 하나가 되는 일, 즉 일체화는 잡념, 사념에서 해방되는 것을 가리킨다.

종교의 최고 경지는 대아(우주)와 소아(개인)의 일체화, 즉 하나가 되는 것이다. 다시 말해 우주와 자아가 일체감을 느끼는 것, 그 깨달음에 이르는 길이 호흡이다.

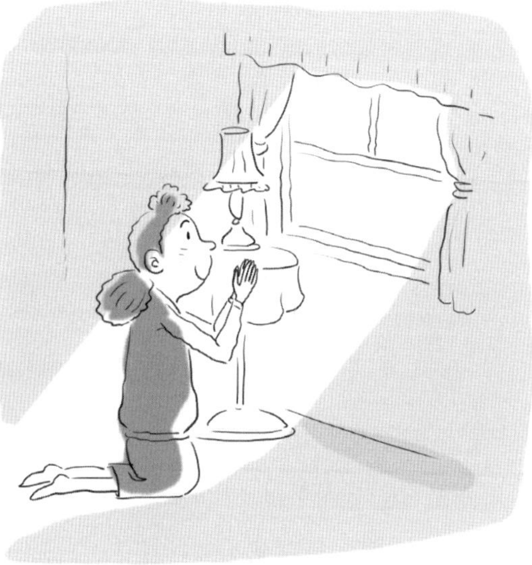

\ 호흡은 심신조화로 가는 최고의 길 /

자율신경계가 지배하는 생리활동 중에서 호흡만이 의지로 조절할 수 있다. 즉 호흡을 제어하여 가장 이상적인 심신 상태에 도달할 수 있다고 오키 씨는 말했다. 그리고 이렇게 설명을 덧붙였다.

"예부터 전해진 호흡법에서 주된 것은 의식을 숫자로 집중하는 수식호흡법, 의식을 한 점에 집중하는 내관호흡법, 배에 힘을 주어 집어넣고 그에 저항하듯이 힘을 주어 행하는 박복조식법(縛腹調息法), 그 밖에 양기조식법(養氣調息法), 수기술(收氣術), 태식법(胎息法), 마사지관법(摩訶止觀法), 노자(老子)의 횡격막 호흡법 등이 있는데, 이들 모두 단전에 힘을 주는 '복압호흡법(腹壓呼吸法)'이다."

단전이란 하복부 배꼽 아래에 해당하는 곳으로 여기에 힘을 주면 건강과 용기를 얻을 수 있다. 요가에서는 단전을 '신의 좌(座)'라고 한다. 호흡법으로 의식을 집중하는 곳이다. 오키 선생은 "단전에 전신의 힘을 집약하고 다른 힘을 빼는 동작을 할 때 처음으로 자연체를 갖게 된다"라고 말했다.

단전은 또한 물리적으로 신체 중심부에 있을 뿐 아니라 심신의 중심핵으로 본다. 대장과 소장의 장간막에 있는 엄청난 양의 신경은 태양신경총이라고 불리는 신경조직을 형성한다. 태양신경총은 의학적으로 제2의 뇌라고 불리며 생명활동에 크게 작용한다는 사실이 알려졌다.

흔히 '속으로 생각하라'고들 한다. 간혹 '배가 검다(엉큼하다는 뜻)', '배를 내보인다(본심을 털어놓는다는 뜻)'고도 한다. 이런 표현은 제2의 뇌에도 '사고능력'이 있다는 것을 나타낸다.

또 '배가 서다(화가 난다는 뜻)', '속이 뒤집히다'라는 표현도 있다. 이때 엑스레이 영상으로 보면 정말로 장이 곤추서서 경련을 일으키는 모습이 확연히 보인다. 분노, 증오, 공포 등의 감정에 태양신경총이 반응하여 흥분하고 장이 이상운동을 일으키는 것이다.

'뱃속 벌레(치미는 화를 비유하는 말)'가 꿈틀거리며 언제나 화만 낸다면 그것은 진짜 배(단전)가 들떠 있기 때문이다. 단전이 항상 충실한 사람은 희로애락에 흔들리지 않는다.

\ 요가의 완전호흡법 /

오키 선생은 요가 수행법에 동물이름이 붙은 이유를 이렇게 설명했다.

"요가 선배들은 부자연스러움이 병의 원인임을 깨닫고 부자연스러움을 자연스러움으로 바꾸는 방법을 인간과 동물의 자연스러운 모습에서 체득했다. 그것을 인간생활에 맞도록 수행법을 체계화한 것이다. 그래서 요가 수행법에는 동물이름이 붙은 것이 많다. 일례로 거북이 호흡법은 위를 쳐다보면서 깊고 조용하고 넉넉한 호흡을 길게 한다."

이번에는 요가의 완전호흡법을 소개한다.

자세

직립 혹은 정좌(숨을 완전히 내뱉은 다음)

호흡

① 숨을 폐 아래쪽까지 들이쉰다(이때 횡격막을 내리는 듯한 기분으로, 복부가 앞으로 나온다).

② 조금씩 늑골을 열면서 폐의 중간까지 숨을 들이마신다(가슴을 내미는 듯한 기분).

③ 폐 위쪽을 내밀며 숨을 들이마신다.

④ 마지막으로 어깨를 들어 쇄골부에 숨을 들이마신다(아랫배가 조금 들어가고 폐의 가장 윗부분까지 숨이 전달된다).

이 방법은 네 가지로 나뉜 것 같지만 실제로는 연속동작이다. 요령은 횡격막에서 쇄골에 이르기까지 흉공에 숨을 들이마시며 순서대로 펴는 것이다.

쿤박

다음은 숨을 조금씩 내쉬며 수초 간 쿤박한다(숨을 멈춘다). 요령은 폐에 가득 찬 공기를 일부 내쉬는 동시에 하복부를 집어넣는 기분이 들게 하는 것이다. 그리고 어깨와 명치의 힘을 빼고 요둔부와 하복부에 힘을 넣어 숨을 멈춘다. 이때 혀를 위턱에 붙이고 의식을 한 점에 집중한다.

토식(吐息)

숨을 뱉을 때마다 배를 집어넣는 기분으로 한다. 그러면 발과 복근에 힘이 들어가 자세가 조금씩 앞으로 숙여지는 기분이 든다.

흡기(吸氣)

80% 정도 숨을 뱉고 20% 정도 남았을 때 배와 다리의 힘을 조금씩 빼면서 등을 조용히 편다. 그러면 숨을 자연스럽게 들이마실 수 있게 된다.

여기까지 읽으면 고작 숨 한 번 쉬려고 이렇게 복잡한 과정을 거쳐야 하냐며 불평할지도 모른다. 그러나 이것이 흔히 말하는 복식호흡이다. 이러쿵저러쿵하기 전에 일단 순서대로 실천해보기 바란다.

\ 호흡이 얕으면 암세포가 늘어난다 /

흔히 버릇이 된다고 하는데 누구나 버릇은 있기 마련이다. 자신도 모르는 사이에 호흡방법 하나도 자기식대로 굳어져 잘못 호흡하는 사람이 상당히 많다.

가장 많은 호흡법이 견식호흡(肩式呼吸)이다. 배부터 숨을 채워가는 게 아니라 폐 상부에서 어깨까지 숨이 찬다. 울 때면 어깨가 들썩인다. 어깨를 추켜올리기도 한다. 화를 낼 때도 어깨가 올라간다. 모두 견식호흡으로 산소가 폐로 충분히 들어가지 않아서 본인도 주변도 지친다.

'괴롭다', '애달프다', '가슴이 먹먹하다'는 사람이 있다. 자세를 보면 두말할 나위 없이 새우등이다. 등과 양 어깨가 앞으로 굽었다. 그러니 가슴이 먹먹할 수밖에 없다. 당연히 폐는 오므라들고 폐활량이 줄어든다. 숨이 배까지 들어가지 않고 어깨 쪽에 모이므로 호흡이 얕아서 한숨이 된다. 그러면 기분도 우울한 상태에 빠지고 성격도 어두워진다. 암세포와 싸우는 병사인 면역세포(NK세포)는 주인 기분을 그대로 반영한다.

기분이 좋아지면 NK세포도 급증한다. '세 시간 웃었을 뿐인데 NK세포가 여섯 배나 늘었다'는 실험결과가 그것을 증명해준다. 거꾸로 절망이나 불안, 공포는 기분을 저하시키고 NK세포 수도 격감시킨다.

건강한 성인도 체내에 암세포가 수백만 개에서 수억 개 존재한다. 그런데 악질 의사는 이 사실을 필사적으로 은폐한다. 암세포는 한번 생겨나면 숙주(환자)가 죽을 때까지 증식한다는 말도 되지 않는 '피르호의 학설'을 고집하기 때문이다. 세포 단계에서 암을 발견할 수 있다고 호언하는 검진의가 있다.

인간이라면 누구나 체내에 암세포가 있는 게 당연하다. 그러므로 이 의사는 누구나 암환자로 만들 수 있다고 선언하는 것과 같다. 그런 의사에게 진찰을 받았다가는 생명이 몇 개 있어도 부족하다. 결론을 말하면, 호흡이 얕으면 암세포는 확실히 증가한다는 것이다.

오키 선생은 "호흡이 자연스러워지면 느끼는 바, 바라는 바, 효과가 자연스러워지므로 자신에게 적합한 사물이나 필요한 자세, 동작을 정확히 알게 된다"라고 말했다.

올바르고 여유롭게 복식호흡(완전호흡)을 하면 폐에서 심장까지 순환기계는 물론 내분비계, 자율신경계, 면역계까지 정상화되면서 심신의 조화가 회복된다. 심신은 편안하고 충실감으로 가득 찬다. 이때 NK세포도 120% 증식해 체내를 순찰한다. NK세포가 발견한 암세포는 차례로 공격을 받아 사멸하고 효소로 분해되어 체외로 배설된다. 이것이 '호흡요법'이 암을 다스리는 과정이다.

호흡요법은 명상요법, 이미지요법과 연결된다. 자신이 바라는 가장 행복한 상황을 떠올리면 그것이 현실이 된다. 이는 츠쿠바대학 무라카미 박사의 웃음이 유전자를 바꾼다는 것을 증명한 실험에서도 분명히 알 수 있다. 마음(이미지)은 유전자(DNA)에 작용하여 스위치를 켠다. 따라서 과학적으로도 마음이 몸을 바꾸는 것이 가능하다.

제8장

암을 다스리는 '집'에서 산다

자연주택요법

화학건축재료 · 전자파 · 콘크리트는 암의 주범

\ 화학건축재료와 새집증후군 /

"의식주(衣食住)보다 의식주(醫食住)!" 주거환경이 건강에 미치는 영향이 재검토되기 시작했다. 이는 1970년대로 거슬러 올라간다. 유럽은 한때 아이들의 교내폭력 사건 등으로 학교가 얼룩졌다. 전문가는 아동과 학생들이 정신적으로 황폐해진 이유를 객관적으로 검토해 다음과 같은 결론을 얻었다.

"콘크리트와 유리, 철 등 무기적(無機的)인 건축자재나 화학물질을 휘발시킨 화학건축재료가 아이들을 불안하게 만든다."

연구자들은 이러한 학교 건축이 아동이나 학생 그리고 교직원에게 유발하는 심적 이상을 '새학교증후군(Sick school syndrome)'이라고 이름 지었다. 이에 건축가들은 깊이 반성하고 학교를 지을 때는 가급적 자연재료를 사용하자는 것이 유럽의 상식이 되었다. 그런데 이러한 일이 이유는 모르겠으나 우리 건축계에는 전혀 전해지지 않았다.

1970년대는 에콜로지(ecology, 생태학)가 세계에서 처음으로 주목받은 때이기도 하다. 민간연구단체 로마클럽은 〈성장의 한계(The Limits of Growth)〉라는 경고 보고서를 발표하며 "대량생산, 대량소비 지상주의 경제는 곧 파멸한다"라고 경종을 울렸다. 당시 학생이었던 나는 이 보고서를 보고 영향을 많이 받았다.

또 독일을 중심으로 "근대적 주택에 사는 사람일수록 몸 상태가 나쁘다"라는 불가사의한 현상이 사회문제가 되었다. 세계대전 전에 지어진 집에 사는 사람은 아무렇지도 않았으나 신축건물에서 사는 사람은 두통, 충혈, 천식, 알레르기, 불안감, 권태감 등으로 고통받았다.

이에 대한 독일인의 태도는 역시 달랐다. 그들은 신축주택을 구성하는 모든 소재를 검토했다. 그리고 신축주택이 대부분 석유화학제품으로 만들어졌으며 이들 건축자재로부터 유해한 휘발성 유기화합물(VOC)이 증발해 실내를 떠다니며 주민의 건강을 좀먹는다고 결론지었다. 즉, 집 때문에 주민이 심각한 병에 걸린 것이다. 그래서 이 병을 '새집증후군(Sick house syndrome)'이라고 부르게 되었다.

이와 같은 증상이 이번에는 사무실에서 근무하는 사람들한테도 보이기 시작했다. 직장 건물에 있으면 괜히 피곤하고 호흡곤란, 천식, 두통, 냉증, 두근거림 등 증상도 다양했다. 이것도 연구자들이 철저히 파헤친 끝에 새집증후군과 똑같은 원인물질이 건물 내부를 떠다닌다는 사실이 판명되었다. 그래서 빌딩과 연관되어 나타나는 건강장애를 '빌딩증후군(Sick building syndrome)'이라고 한다.

\ 동물의 보금자리에서 배우다 /

솔직히 학교, 집, 빌딩이 인간의 건강을 해친다니 말이 되지 않는 이야기다. 우리라면 이상하다는 말 한마디로 끝날지 모른다. 그러나 과학 선진국인 독일은 달랐다. 그들은 "공통점은 건축이다. 학교, 집, 건물을 구성하는 근대건축은 근본부터 잘못된 것 아닌가?" 하는 의문을 제시했다. 그래서 전통을 부정한 현대건축을 해체·분석한 결과 '생명활동에 적합하지 않다'는 결론에 도달했다.

"건축학 자체가 틀렸다!" 이는 대단한 반성이다. 이런 생각이야말로 진정한 학구정신이 아닐까 싶다. "건축이 그저 디자인이나 외관에 연연하는 것은 잘못이다. 건축 본래의 목적은 인간이라는 생명체를 감싸는 것이다"라고 깊이 반성한 건축가들은 자연으로 눈을 돌렸다. 그곳에는 야생생물들이 사는 자기들의 '집'이 있었다.

곤충이나 새, 들짐승들의 안식의 장, 한마디로 '보금자리'다. 일례로 비버의 집만 봐도 외부로부터 적을 방어하기 위한 놀라운 지혜를 곳곳에 설치해두었다. 사막의 개밋둑이나 꿀벌의 집을 봐도 경이롭다. 물론 동물들이 설계도를 그렸을 리 없다. 그저 본능에 충실히 쾌적하고 안전하며 가장 합리적인 '집'을 지은 것이다.

《설계가가 없는 건축》이라는 전설의 명저가 있다. 건축학 관련 책이라고 생각했는데 알고 보니 자연계에 사는 동물들의 경탄할 만한 합리성이 숨어 있는 보금자리를 소개한 책이다. 이 책에서는 아이러니하게도 진짜 건축에는 건축가가 필요 없다고 주장했다.

자연의 보금자리에서 건축과 생명의 불가분한 관계를 배웠다. '건축은 생명을 담는 그릇'이라는 진리다. 건축은 건축 자체가 목적이어서는 안 된다. 그곳에 사는 사람이 목적이 되어야 한다. 가족이 목적이 되어야 한다. 그러한 점에서 건축지상주의에 빠져 있는 근대 건축학은 근본적으로 잘못되었다.

\ 건축생명학의 대두와 에콜로지 운동 /

독일을 중심으로 생명과 건축을 융합한 새로운 건축학이 제창되었다. 바로 '건축생명학(building biology)'이다. 이는 근대사상의 흐름으로도 획기적인 사건이라 할 만하다. 근대사상이란 합리주의를 추구하는 사상이다. 따라서 전통적·고전적인 것은 합리적이 아니라며 멀리했다. 그러나 에콜로지(ecology)가 대두하면서 근대가 부정했던 전통주의 속에 자연과 조화하는 지혜가 숨겨져 있다는 사실이 판명되었다.

이에 반해 과학주의, 합리주의 일변도의 근대사상에는 생명현상이나 자연현상을 무시해온 폭력적 측면이 있다는 사실이 점차 알려졌다. 근대과학을 뒤에서 지지해온 것은 근대자본이었기 때문이다. 경제지상주의, 즉 돈벌이주의는 자연도 건강도 생명의 존엄성조차 배려하지 않았다. 잘못된 것은 근대주의(모더니즘) 쪽이었다.

1970년대 독일에 싹 틔운 건축생명학은 에콜로지 운동과 함께 세계 건축의 흐름을 점차 바꿔나갔다.

\ 건축은 자연에서 치유로 흘러간다 /

건축생명학을 국내에 소개한 건축가가 있다. 당시 독일에서 유학한 다카하시 하지메(高橋元) 씨다. 《에콜로지 건축》이라는 책에서 세상에 의문을 던진 그는 자연건축운동의 선구자적 존재다. 그는 '사람·환경계획'이라는 비정부기구를 만들어 자연 건축자재와 건축사상 보급에 일생을 바쳤다.

다카하시 씨는 내가 소비자운동에서 건축비평의 세계에 발을 들였을 때 적절하게 조언해준 속 깊은 형님 같은 분이다. 그는 자연주택을 목표로 하는 젊은이들에게 대단히 든든한 존재였다. 그러나 50대 후반에 암으로 세상을 떠났고, 건축계는 귀중한 나침반을 잃었다.

그가 살아생전 나에게 읽으라고 권해준 책이 세 권 있다. 미국 자연건축운동의 리더인 데이비드 피어슨(David Pearson)이 쓴 《내추럴 하우스》, 《내추럴 가든》, 《힐링 아키텍처》다. 이 책들은 모두 아름다운 컬러 사진과 그림으로 가득하다.

그가 덥수룩한 수염을 만지작거리며 "건축은 내추럴(자연)에서 힐링(치유)으로 흘러간다"라고 말하던 모습이 떠오른다. 그가 말하는 '힐링 아키

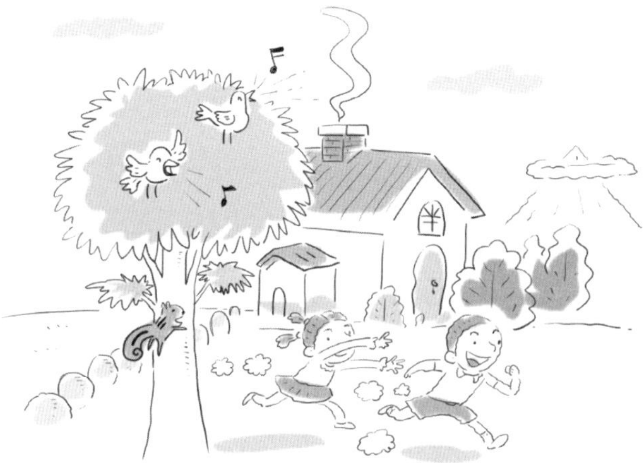

텍처(healing architecture)'는 내게 깊은 감동을 주었다. 그래! 건물은 최종적으로 인간을 치유하기 위해 있는 것이다.

그는 고개를 끄덕이며 이렇게 덧붙였다. "마지막으로 건축은 영혼이 기도하는 장소여야 하지." 이 말에도 깊은 가르침을 받았다. 건축의 최종 목적은 인간의 영혼(정신적) 세계와 조화되는 것이었다. 그 끝은 '우주와 대화하는 장'이다.

'기도는 영혼의 호흡'이라는 말이 있다. 동양사상에서 말하는 '깨달음'이란 대아(大我, 우주)와 소아(小我, 자기)가 일치하는 것이다. 그는 "건축은 우주와 자기를 연결하는 장소여야 한다"라고 강조했다. 그는 철학적으로도 매우 조예가 깊은 건축가였다. 그의 관점에서 보면 일본의 사찰과 불당이나 서양의 교회, 이슬람의 모스크 등 건축은 본디부터 '신과 대화'

하는 장소로 기능해왔다는 것을 알 수 있다. 건축이란 고작해야 집, 기껏해야 건물이 아니라는 점을 깊이 이해해주길 바란다.

＼암을 일으키는 다섯 가지 원인／

다시 우리 건축으로 되돌아가 보자. 앞에서 언급했던 다카하시 씨가 국내에 건축생명학을 소개했지만 대중매체는 무시했다. 그러다 보니 우리는 유럽보다 30여 년이나 늦게 새집증후군이 사회문제가 되었다. 거대 스폰서인 건축업계가 대중매체에 압력을 가한 것이다.

그런데 현대인은 왜 참을성이 부족할까? 화를 잘 낸다, 열받는다, 충동적 폭력, 왕따, 자살 등 '마음을 어지럽히는 다섯 가지 원인'이 있다.

① **먹거리:** 저혈당증

② **화학물질:** 발달장애 · 과민증

③ **콘크리트 건축:** 냉복사(冷輻射, cold draft)

④ **전자파:** 발달장애 · 과민증

⑤ **마음가짐:** 성격 · 대인관계

이러한 것들을 자연스럽게 만들면 불안도, 화도 사라진다. 아이러니하게도 '마음을 어지럽히는 다섯 가지 원인'은 암을 만드는 원인이기도 하다. 특히 주택이나 건축은 ②에서 ⑤까지 연관되어 있다. '건축생명학'을 기억하자. 생명과 조화된 건축물을 짓는다는 것은 이러한 문제를 해결하는 일이기도 하다.

＼석유로 지은 집／

그렇다면 절대 지어서는 안 되는 주택은 무엇일까? 바로 대형 주택제조업체가 지은 집이다. 대형 주택건축업체 세키스이하우스가 지은 '셔우드의 숲'을 돌아보고 입이 떡 벌어졌다. 군대 막사처럼 엉성하기 그지없었기 때문이다. 이러한 주택건축업체는 가격의 60%를 본사로 보낸다고 한다. 의뢰인은 5,000만 엔을 지불했는데 2,000만 엔짜리 집을 짓는 셈이다. 이 엉터리 속임수를 눈치채야 한다. 그렇게 지은 집은 염화비닐을 비롯해 화학자재 덩어리다.

전후 조립식 주택(건축자재를 공장에서 생산·가공하여 건축현장에서는 조립해서 세우는 건축공법)에서 시작된 '화학주택'의 뿌리는 석유에 있다. 패전국 일본을 지배한 것은 대형 석유업체다. 그들은 '일본인에게 나무로 집을 짓게 하지 마라! 석유로 집을 짓게 하라!'는 점령정책을 관철했다. 석유화학공업을 위해서 쉽게 설명하면 '플라스틱으로 집을 지으라!'고 강요해온 것이다.

이들 주택제조업체 중 세키스이화학(積水化學), 아사히화성(旭化成), 스미토모화학(住友化學) 등 신규회사에는 모두 '化(화)' 자가 들어간다. 인공화학물질은 본질적으로 인체에 생리적 독물이다. 생명에는 이물질이므로 체내로 들어가면 당연히 이상반응이 일어난다.

《건축에 사용되는 화학물질 사전》이라는 책이 있다. 이를 보면 건축에는 459가지나 되는 화학물질을 사용하며 이들 화학물질에는 발암성, 중추신경 독성 등이 있다는 데 놀라지 않을 수 없다. 그것이 당당하게 '생명을 담는 그릇'에 사용된다. 도저히 제정신이라고는 생각할 수 없다.

주택제조업체에서 파는 주택은 거의 대부분 유독 화학물질 덩어리다. 화학물질의 폐해는 다음 표와 같다.

어느 틈엔가 당신은 집에 살해당한다

	자각하기 쉬운 증상	자각하기 어려운 증상
단기적 증상	두통, 눈 따가움, 눈 아픔, 구역질, 호흡곤란, 두드러기, 비염, 호흡기 증상, 어지러움, 어깨 결림, 설사, 피부염, 어린아이의 아토피, 만성피로, 요통	집중력이 저하된다, 계산을 자주 틀린다, 건망증이 심해진다, 불안이 심해진다, 발한, 불면증, 악몽, 정서적 불안정, 피로, 시야가 어두워진다.
장기적 증상	천식, 꽃가루 알레르기, 구내염, 아토피, 노화현상(백발, 탈모), 만성피로, 자율신경 이상, 시야 협착, 시력저하, 냉증, 식욕부진, 우울증	사고력 저하, 의지가 약해짐, 판단력 저하, 무기력, 관절염, 류머티즘, 자기면역질환, 불안 호소, 유산, 기형아, 암, 정자 감소, 불임

* 자료: 노토 하루오 · 노토 아키코, 《주거환경 오염도 완전체크》

대부분 마음을 어지럽히고 발암성이다. 그러므로 암을 예방하는 첫걸음은 화학물질을 사용하지 않은 자연주택에 사는 일이다.

그런데 자연식을 하려고 노력하는 사람도 주택에는 둔감한 경우가 많다. 먹거리는 전부 무농약, 무첨가로 마련하는데도 아토피나 천식이 심해진다며 한숨짓는다. 그래서 어디에 사냐고 물으면 세키스이하우스라고 대답한다. '미구사(美草)'라는 브랜드명의 주택에 비닐로 만든 가짜 다다미를 깔아 채운 회사다. 다른 대형 주택제조업체도 대동소이하다.

자연주택을 짓는 첫 단계는 광고에 현혹되지 않는 것이다. 신축 주택이나 신축 재건축맨션에는 수백 가지 유독 화학물질이 떠다닌다. 이것들은 독으로 만든 관이나 다름없다. 나는 자연주택에 살다 보니 화학물질의 미세한 냄새에 민감해서 이런 냄새를 조금만 맡아도 머리가 아프다. 세상에서 이러한 증상을 '화학물질 민감증'이라고 하는데 말도 안 되는 소리다. 10명 중 1명인 나처럼 민감한 사람이 사실은 정상이다. 남은 90%는 '화학물질 둔감증'이라는 이상체질이다.

＼우리 집은 발암주택／

인간의 입에 들어가는 먹거리, 마실거리는 평균 하루에 2kg 정도다. 그런데 들이마시는 공기의 양은 약 10kg으로 5배나 된다. 먹거리는 장에서 흡수되어 간에서 해독된다. 그러나 공기 내 화학물질은 폐로 흡수되어 직접 혈류를 타고 온몸을 돌아다닌다. 공기에서 침입한 독물이 신체에 큰 상해를 입힌다.

주택제조업체가 지은 주택이나 매매용으로 지은 주택은 대부분 '독물 덩어리'다. 이들 주택은 먼저 새집증후군으로 두통, 불안감, 권태감, 불면증 등 심신에 스트레스를 준다. 여기에 발암물질이 더해진다. 이러한 신체적·정신적 스트레스는 교감신경을 긴장시켜서 암을 억제하는 면역세포인 림프구(NK세포)를 감소시킨다. 그러면 원래 매일 체내에 수천 개 단위로 만들어지는 암세포가 급속도로 증식한다.

다른 큰 원인이 아니다. 그저 킁킁 냄새나는 집이 암의 원흉인 것이다. 그런 뜻에서 우리 집들은 대부분 이른바 '발암주택'이다. 콘크리트 주택도 발암주택이다. 설마 하고 놀라는 맨션이나 단지 주민인 당신은 목조주택에서 사는 사람보다 9년은 일찍 사망할지도 모른다.

시마네대학 종합이공학부 나카오 데쓰야(中尾哲也) 교수는 충격적인 연구결과를 내놓았다. 단지나 맨션 등 콘크리트 주택에서 사는 사람의 평균 사망연령을 조사해보니 목조주택보다 '9년이나 일찍 사망한다'는 것이다.

쥐를 콘크리트 내 둥지에서 키우는 실험에서 쥐 93%가 죽어버렸다. 그것도 목재로 만든 둥지에 비해 6배나 일찍 죽었다. 콘크리트가 체열을 빼앗기 때문에 생기는 참극이다. 차가운 콘크리트 벽면과 바닥은 사람의 체열을 뺏는다. 바로 '냉복사(冷輻射, cold draft)'라는 현상이다. 체온을 빼앗기면 면역계, 신경계, 호르몬계가 모두 약해져서 감염증이나 암 등에 걸리기 쉽다.

이처럼 콘크리트 건물에서 사는 것만으로 암이 생기기 쉬운 체질이 된다. 이것만 봐도 건물이 주는 스트레스가 얼마나 무시무시한지 알았으리라. 특히 냉복사는 콘크리트 벽면뿐 아니라 차가운 창문유리도 해당한다. 하지만 이중의 페어글라스(복층유리) 창문으로 하는 것만으로도 차가운 외부 공기에 의한 냉복사를 상당히 막을 수 있다.

\ 전자파는 암을 만들고 마음을 어지럽힌다 /

건물 스트레스의 세 번째 공포는 전자파다. 전자파는 발암성·최기형성·유전독성이며 나아가 정신을 어지럽힌다. 이른바 전자파 과민증이다. 이것도 화학물질 과민증과 마찬가지로 아무것도 느끼지 않는 사람이 오히려 이상한 것이다.

그런데 정부는 지구가 뒤집어져도 전자파의 유해성은 인정하지 않는다. 송전선 밑에서 큰 피해를 보는 사람들이 국가에 청구한 손해배상금만 해도 100~200조 엔에 이른다. 전자파를 규제하면 미군, 자위대 등의 근대병기의 전투능력은 10분의 1 이하가 될 거라고 한다. 그렇게 되면 경제와 군사 쪽에서 들고일어날 것이다. 그것이 '국책'이다. IH 조리기나 전기담요 등 전자파 피해로 국민이 암으로 사망해도 나라에서는 모르쇠다.

그뿐인가. 연간 약 15조 엔이나 되는 암 이권에 덤벼드는 마피아의 중앙사령본부와 같은 역할을 후생노동성이 주도한다. 항암제 등으로 암환자 80%가 살해당하는데도 국민은 전혀 모른다.

전자파의 안전기준으로 세계적 권위를 자랑하는 미국 뉴욕주립대학교 로버트 베커 박사는 1mG(밀리가우스, 전자파 측정 단위)를 제창하고 있다. 1mG 이상인 전기 카펫에 아기를 재우거나 오래도록 놀게 해서는 안 된다. 가정마다 '전자파 측정기'를 갖추고 요주의 장소를 늘 확인하자.

집을 지을 때는 전자파 경감공법을 채용해야 한다. 배선만 잘해도 전자파 피해를 크게 줄일 수 있다. 전기 카펫 등도 전자파 프리 상품이 시판 중이다. 눈에 보이지 않는 발암요인인 전자파를 별스럽지 않게 여겼다가는 후회할 날이 올 것이다.

\ 천연소재로 만든 집은 암을 예방 · 치유한다 /

지금까지 건축의 문제점을 살펴봤다. 그러면 암을 치유하는 이상적인 집은 어떤 집일까? 바로 목조주택이다. '쉴 휴(休)' 자는 '사람(人)'이 '나무(木)'에 다가가 있다. 나무에는 분명한 치유효과가 있다. 나무의 향기, 촉감, 색감, 결은 모두 생리적 치유효과가 있다는 것이 의학적으로 증명되었다. 스트레스는 커다란 발암요인이지만 목조주택은 스트레스를 줄여준다. 즉, 목조주택은 발암원인을 없애 암을 예방하고 치유한다.

규슈대학 대학원 와타누키(綿貫) 교수는 구마모토의 천연삼목으로 책상과 의자를 만들어 중학생들에게 3개월간 교실에서 사용하도록 했다. 그랬더니 기존의 파이프와 합판으로 만든 책상과 파이프 의자를 사용하는 학생들에 비해 면역력이 평균 22배나 증가했다. 나무의 향기와 촉감이 인간의 생명력을 얼마나 부활시키는지 증명된 순간이다.

삼목과 노송나무를 콘크리트 교실 내벽에 붙여 실내환경을 바꾸자 학생들의 인플루엔자 감염률이 10분의 1로 줄었다는 보고도 있다.

게다가 나무에는 신비한 힘이 숨겨져 있다. 나무는 '기 에너지'를 발산한다. 수령 수천 년 된 거목도 대지에 뿌리를 내리고 살아간다. 수명이 고작해야 백 년도 안 되는 인간은 나무에 비하면 보잘것없는 존재다. 식물은 우주에서 기 에너지를 받아 자신들의 생명 에너지로 쓴다. 목조주택에서 산다는 것은 나무 에너지를 받는다는 뜻이 된다.

나무만이 아니라 대자연의 천연소재에는 모두 기 에너지가 있다고 생각한다. 예를 들어 다다미 표면을 장식하는 골풀에는 진정, 항균, 정화, 습도조절, 방음 등 대단한 효과가 있다. 골풀로 만든 전통종이도 휘발성 유기화합물(VOC)을 정화하는 기능이 일반적인 벽지의 4배나 된다. 5,000여 년 역사를 자랑하는 회반죽도 마찬가지다. 실내공기를 정화하고 습도를 조절하며 그 안에 사는 사람의 심신을 치유한다.

이와 같이 나무, 흙, 돌, 식물 등 천연소재에는 대자연의 신비로운 힘이 숨겨져 있다. 인공화합물질이 감히 대적할 수 없는 '기적'의 힘이다. 주택과 병원과 학교를 자연소재 건축자재로 지어 치유의 에너지로 채워야 한다.

제9장

고맙다고 하면 암이 사라진다

심리요법

쾌감이라는 영양분으로 NK세포 증식

\ 고맙다는 말의 의학적 효과 /

'고맙다'는 한마디로 암이 낫는다고 하면 대부분 고개를 갸우뚱할 것이다. "말도 안 되는 소리 하지 마!" 하며 벌컥 화내는 사람도 있을지 모르겠다. 그러나 현실을 떠올려보기 바란다.

수많은 암환자를 치료해온 의사들은 대부분 이렇게 말한다.

"나을지 안 나을지 70%는 마음의 문제다."

암에 잘 걸리는 성격유형도 분명하다. 주로 고지식하고 완고한 성격, 융통성이 없는 성격, 마음의 여유가 없고 생활을 즐기지 못하는 사람이 암에 잘 걸린다.

이는 아보 교수의 면역이론에도 분명히 나와 있다. 성격이 완고한 사람은 교감신경이 늘 긴장해 있다. 그러면 '노여움의 호르몬'인 아드레날린이 계속 분출된다. 그 자극이 백혈구의 일종인 과립구를 증가시키고 상대적으로 암세포를 공격하는 NK세포를 감소시킨다. 즉, 암에 대한 저항력이 떨어진다. 긴장, 노여움, 불안 등은 결과적으로 NK세포를 줄인다. '고맙다', '감사하다'는 말 한마디가 의학적으로 효과가 있다는 것은 이미 입증되었다.

"'힘들고 괴롭고 싫다'며 부정적인 말을 계속하면 그 말이 갖는 불쾌한 이미지 정보가 대뇌에 있는 대뇌변연계와 기저핵에 자극으로 전달된다. 반대로 '고맙다, 감사한다'와 같은 긍정적인 말을 하면 대뇌변연계와 기저핵에 긍정적인 말이 갖는 '쾌감'이라는 이미지 정보가 전달된다. 그 결과 뇌의 긴장상태를 풀어주는 세로토닌이 증가하며 쾌감의 신경호르몬인 도파민, 엔도르핀이 증가하여 질병이나 통증의 원인인 스트레스 물질을 제거할 수 있게 된다."

이는 야야마 의사와 이쓰카이치 쓰요시 박사의 공저《운명이 바뀐다 미래를 바꾼다》의 한 구절이다.

'힘들고 괴롭고 싫다'는 억울함에 "젠장!" 하며 저주라도 퍼붓게 되면 불쾌한 이미지 정보가 대뇌를 자극하여 불쾌호르몬을 더욱 방출해서 불쾌감과 고뇌가 깊어지는 악순환이 반복된다. 반대로 '고맙다'는 한마디는 쾌감호르몬인 엔도르핀 등을 증가시키고 암세포를 공격하는 NK세포를 증식시킨다. 이 '마법의 말'은 암뿐 아니라 세상에 존재하는 모든 질병에 괄목할 만한 치유효과를 발휘한다.

《운명이 바뀐다 미래를 바꾼다》에서는 이런 당부를 한다.

① 싫은 일이 생기면 "고맙습니다!"라고 말하라.

② 좋은 일이 생기면 "감사합니다!"라고 말하라.

이에 대해 저자들은 이렇게 설명했다.

"'고맙다'는 말은 힘들거나 어려움이 닥쳤을 때 곧바로 말해야 한다. 시간이 지나면 지날수록 마법의 효과도 사라진다. 곧바로 고맙다고 하면 희

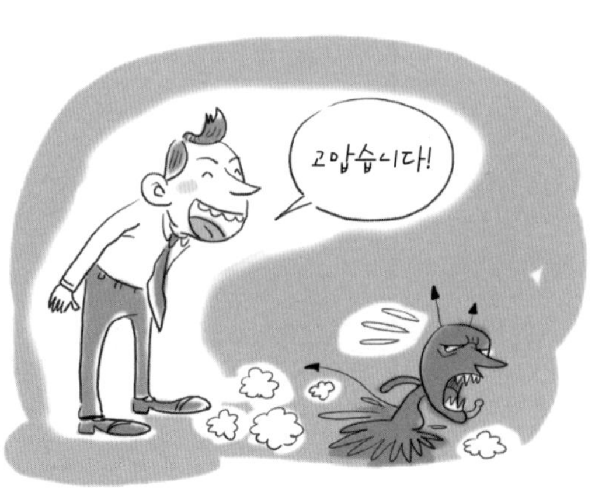

한하게도 그 이상 나쁜 감정이 생기지 않는다. 그리고 불행의 고리를 끊어낼 수 있다. 마침내 좋은 일이 생긴다."

한마디로 '위기야말로 기회다! 고맙다!'라는 의미일 것이다. 그러나 자신한테는 어렵다며 한숨짓는 사람도 있을 것이다. 일단 다음을 계속 읽어보자.

"즐겁거나 기쁠 때 솔직한 심정으로 '감사합니다!'라는 말을 하면 다시 이 말을 하고 싶어지는 멋진 일이 자주 생기게 된다."

어디선가 반론의 목소리가 들려오는 듯하다. "잠깐! 잠깐만. 그럼 의학이 아니라 도덕이잖아!" 그렇다. 도와 덕을 추구하는 일이 바로 전생의 업보와 같은 암을 극복하는 길이다. 암 선고는 아마 인생에서 가장 '싫은 일'일 것이다. 정신이 아득해지고 그날부터 창백해진 얼굴로 한숨만 쉴 것이다. 이것이 우울상태다.

＼낫지 않는다는 암 선고는 사형선고／

암환자학연구소에서 해마다 치르는 '1,000명 집회'에서는 마지막에 암 환자들이 단상에 올라서 '나았다 선언'으로 분위기를 고조한다. 그때 환자들은 "저는 올해 ○월 ○일부터 △△암 환자입니다" 하고 자신을 서글프게 소개한다.

그러나 그날 갑자기 암이 생긴 건 아닐 것이다. 일본웃음학회 부회장 노보리 미키오 의사는 "몸은 전날과 무엇 하나 바뀌지 않았다. 바뀌었다면 그것은 '마음'뿐이다"라고 말했다.

암을 선고받는 순간부터 환자는 절망과 공포의 깊은 수렁에 빠지고 만다. 내가 아는 지인은 암이 재발했다는 말을 들은 순간부터 2주 동안 물 한 모금 마실 수 없었다고 한다. 암이라는 병이 주는 스트레스는 가히 상상을 초월한다.

체내에서는 아드레날린이나 코르티솔 같은 스트레스 호르몬이 바삐 돌아다녀 밤에도 불안하여 잠을 이루지 못한다. 흔히 이성호르몬이라는 세로토닌이나 쾌감호르몬인 엔도르핀은 격감한다. 그러니까 몸 안은 불지옥이나 다름없다.

암을 선고받기 전과 후는 체내 호르몬, 신경의 균형이 천국에서 지옥으로 떨어지는 형상이다. 당연히 스트레스 자극으로 암세포를 공격하는 NK세포도 격감하게 되고 암은 기다렸다는 듯 기하급수적으로 늘어난다.

아이러니하게도 암 선고가 암 증식의 윤활유가 된다. 아보 교수는 "암 환자는 건강한 사람에 비해 면역력(림프구 수)이 30% 정도 떨어진 경우가 많다"라고 말했다. 그는 약해 있는 사람에게 조심성 없이 암을 선고하면 정신적 충격으로 면역력이 3분의 1로 급격히 저하된다고 말하면서 얼굴을 찌푸렸다.

그러면 면역력은 종합 10분의 1로 저하된다는 것인데, 이것은 암세포가 10배나 빠른 기세로 증식한다는 것을 의미한다. 그러나 의료현장에서는 잔혹하리만치 암 선고를 당연시한다. 의사는 자기 말이 환자를 살해한다는 사실을 깊이 깨우쳐야 한다.

그렇다면 암을 선고하지 말아야 할까? 그렇지 않다. 문제는 암을 알리는 의사의 발언과 태도다.

의사는 '암은 낫지 않는다'고 이마에 써 붙이고는 말을 꺼낸다. 이는 사형선고나 다름없다. 게다가 "○개월 시한부입니다. 각오하십시오!"라고 사형집행일까지 선고하는 의사가 한둘이 아니다. 이러면 평상심을 가지기가 더 힘들다. NK세포도 나락으로 추락하듯 급격히 줄어든다. 이것은 '말로 하는 살인행위'라고 할 수 있다.

그런데 다음과 같이 격려해주는 의사가 있다면 환자가 얼마나 고마워할까?

"원래 사람은 매일 암세포가 수천 개씩 생겨납니다. 그것을 NK세포 등 면역세포가 공격하니까 안심할 수 있는 것이지요. 최근에 안 좋은 일이 있으셨죠? 그 스트레스로 면역세포가 줄어서 암세포가 늘어난 것뿐입니다. 그러니 걱정하지 않으셔도 됩니다. '마음'이 건강하면 면역세포가 늘어나고 암세포는 사라집니다. 마음가짐부터 바꾸십시다."

\ 감사가 주는 선물은 NK세포 증식 /

현대 최첨단 의학은 정신신경면역학이다. 마음(정신)이 신경을 통해 면역력(신체)에 영향을 준다는 것은 서양의학도 인정한다. 그만큼 소중한 마음(정신)을 절망의 수렁으로 떠미는 것처럼 암을 선고하는 의사는 피도 눈물도 없는 냉혈한 같다.

그러므로 암을 선고받으면 일단 평상심을 유지하며, 이때를 계기로 생명력을 높이는 첫 번째 단계가 '고맙다'는 마법과도 같은 말이다.

"암이라는 말을 듣고 '고맙다'는 말을 어떻게 합니까?"

이것이 모든 환자의 속내일 것이다. 그러나 억지로라도 '고맙다'고 마음속으로나마 외치면 멋진 선물을 받게 된다. 선물을 받는다는데 말하지 않는데서야 손해가 아닐까. 선물이란 바로 NK세포가 증식하는 것이다. 암세포와 싸워야 하는 NK세포는 고맙다는 말을 영양분 삼아 증식하게 된다.

\ 쾌감을 영양분 삼아 증식하는 NK세포 /

거듭 강조하지만 NK세포를 늘리려면 첫 번째도 두 번째도 쾌적한 심신 상태를 유지해야 한다. 아보 교수는 "쾌적하게 살면 암세포는 사라진다"라고 말했다. NK세포는 쾌감을 '영양분' 삼아 증식한다. 쾌감호르몬인 엔도르핀은 NK세포의 '먹이'라고도 불린다. 이렇게 늘어난 NK세포는 체내를 순찰하며 암세포를 발견하면 총공격을 감행한다.

현미경으로 관찰한 실제 암세포 공격 모습은 숨이 멎을 만큼 압권이다. NK세포는 자기보다 4배나 큰 암세포 위아래로 적극적으로 달라붙는다. 세포막을 물어뜯어내고 암세포를 죽이는 세 가지 독성 단백질을 주입한다. 그러면 암세포는 그대로 즉사해버린다. 믿음직스러운 NK세포 병사들은 다음 표적을 찾아 몸 안을 순찰하는 임무로 돌아간다. 공격당한 암세포 시체는 재빠르게 효소로 분해되어 소변으로 배출된다.

이것이 암 자연퇴축의 과정이다. 다시 한번 강조하지만 암 종양의 퇴축과 완치는 첫 번째도, 두 번째도 암세포를 공격하는 NK세포 수와 활성도에 달려 있다.

NK세포는 세 시간 웃은 것만으로도 6배나 증가한다는 것이 판명되었다. 웃음은 최고의 쾌감을 준다. 웃음뿐만 아니라 몸과 마음이 좋아하는 일은 반드시 NK세포를 늘린다. 반대로 불안, 긴장, 공포는 교감신경을 긴장시켜서 NK세포 수를 줄인다. 그리고 NK세포 감소와 반비례하여 암세포가 증식한다.

이는 어린아이도 아는 이치다. 그러므로 암세포를 물리치는 기본 중의 기본은 불안, 긴장, 공포에서 해방되는 것이다. 다시 말해 안심, 쾌감, 평온한 마음을 가져야 한다. 그 시작이 바로 '고맙다'는 마법의 한마디다.

＼낫는다고 생각하면 낫는다／

'낫는다'고 생각하면 낫는다. 그러나 '낫지 않는다'고 생각하면 낫지 않는다. 무슨 선문답 같지만 정말로 그렇다. 암이 낫는다, 낫지 않는다는 그야말로 '마음'의 문제다.

자신도 암환자였던 가와다케 씨가 암환자학연구소를 발족한 것도 어쩌면 하늘의 계시일지 모른다. 그는 "'안 낫는다'는 마음으로는 정말로 낫지 않는다. 암을 극복하기 힘든 것은 '안 낫는 질병'이라는 잘못된 신념 때문이다!"라며 절망적인 암치료를 크게 꾸짖었다.

＼항암제로 완치된 암환자는 없다／

사가시에서 대체요법 클리닉을 운영하는 야야마 의사는 기공과 식사요법으로 암치료에 큰 성과를 올리고 있다. 그는 규슈대학 재학 중 이케미 교수의 심료내과 강의를 들었다. 그 강의에서 암이 자연스럽게 사라진다는 임상보고에 감격하여 이케미 교수의 뒤를 이었다.

야야마 의사는 그때 일을 회고했다.

"교수님! 암이 완전히 사라지면 내과도 외과도 필요 없지 않습니까?"

젊은 의학도의 열정에 찬 질문에 이케미 교수는 쓴웃음을 지으며 이렇게 대답했다.

"그게 말일세. 이것은 실존적 변용을 수반하지 않으면 안 되네."

"그게 무슨 말씀이십니까?"

"인생이 전부 바뀌는 거야."

즉 생활습관이 바뀌지 않으면 암은 낫지 않는다는 말이다.

"병은 기(氣)에서 온다네. 모든 질병이 그렇지."

그 후 그는 이 진실을 의사가 되어 체험했다. 그는 사가현립병원에서 외과차장으로까지 승진했고, 수술 솜씨는 감히 황금손으로까지 불렸다. 그랬던 그가 10년 전 메스를 버렸다. 왜 그랬을까?

야야마 의사는 "아무리 잘라내고 또 잘라내도 암이 낫지 않았다. 잠시 나은 것처럼 보여도 또 생겨났다"라며 고개를 저었다. 그는 화학요법에도 절망했다.

"항암제란 항암제는 다 썼지만 낫지 않았다."

그리고 단언했다.

"항암제로 완치된 사례가 있다면 알려달라. 한 건도 없을 것이다."

지바현 센트마가렛병원의 사코 다케시 의사도 이와 같은 고민을 토로했다.

"지금까지 2,000건 이상 수술을 집도했고 위암은 300건이나 수술했다. 그런데도 항암제로 완치된 사례는 전무했다. 그저 생명이 다소 연장된 정도였다."

의료현장에서 흔히 사용하는 항암제로 완치된 사례는 '제로'라는 현역 의사의 증언을 들으며 현대의료가 얼마나 깊은 절망 속에 있는지 다시 한 번 통감했다.

사코 의사는 "암은 처음부터 전신병이었다. '기(氣)·혈(血)·동(動)'의 세 가지 조화가 흐트러진 게 원인이다"라고 말했다. 그의 고뇌에 귀 기울여야 한다.

"실제로 병원에 오는 환자는 '가장 좋은 치료법을 사용해달라', '최고 선생님으로 부탁한다'라며 필사적으로 말한다. 그런 환자에게 의사가 '좋은 대체의료법이 있으니 항암제는 그만두라'고 했다가 혹여 환자가 사망이라도 하는 날에는 소송을 당할 게 뻔하다. 그래서 '당신의 선택으로'라고 할 수밖에 없다."

효과 없는 항암제를 그만두게 하면 소송을 당한다. 정말 웃을 수 없는 현실이다.

\ 병원, 군대, 경찰이 많은 나라는 불행 /

사코 의사는 마치 하늘의 계시처럼 암환자학연구소의 가와다케 씨와 만났다. 그는 환자의 이해를 돕기 위해 자비로 책까지 출판했다. 혼자 힘으로 할 수 있는 암치료를 소개한 《암을 극복하려면》이라는 책이다.

사코 의사는 "지금 대중매체에 보도된 현대의료에서 '암에 효과 있다'는 기사들은 거의 대부분 거짓이다"라고 힘주어 말했는데, 내가 보기에도 맞는 말이다.

대중매체에서 눈에 띄는 암치료 성과는 초라하기 그지없다. "새로운 항암제 B로 2개월 연명 효과"라는 기사는 오래된 항암제 A로 평균 4개월 만에 살해했을 것을 B로 2개월 더 생명을 늘린 것뿐으로 항암제로 '살해 중'이라는 데는 큰 차이가 없다.

사코 의사는 암환자학연구소 주최로 열린 일본 웰러댄웰(weller than well)학회에 새 이사로 참가했다. 또 의사 한 사람이 진리로 가는 여행의 첫발을 내디딘 것이다. 그의 말이 아직도 생생하다.

"병원, 군대, 경찰이 많은 나라는 불행하다."

전체 암환자의 80%인 약 26만 명을 해마다 학살하는 병원으로 넘쳐나는 나라는 불행할 뿐이다. 환자는 물론이고 의사 역시 서글픈 희생자이기 때문이다.

＼고독한 성격유형은 사망률이 높다／

'고맙다'는 감사의 마음으로 암이 낫는다. 암이 낫는 과정을 살펴보면 다음과 같다.

'고맙다' → '쾌감' 정보 → 엔도르핀 증가 → NK세포 증가 → 암 퇴축 → 암 완치

이 현상은 세계 의학계도 이론적으로 인정하고 있다. 마음을 조절하여 암을 치유한다는 치료방법이 구체적으로 확립되고 있다. 그것이 암 심리요법, 즉 '정신종양학'이다.

성격에 따라 암 사망률이 77배나 차이가 난다는 충격적인 연구보고로 알려진 영국 런던대학 명예교수 아이젱크 박사는 성격을 바꾸면 암은 10분의 1 이하로 떨어진다고 했다. 이는 '성격과 암 사망'의 명확한 상관관계를 나타낸다.

자기만의 세상에 빠지기 쉬운 고독한 성격유형은 사망률이 3.5배나 높다는 충격적인 보고도 있다. '① 배우자나 애인이 없다, ② 친한 친구가 없다, ③ 사회적 고립감'처럼 고독한 생활은 혈압을 높이고 수면을 방해한다.

시카고대학교의 한 연구자는 고독이 주는 스트레스는 흡연에 필적할 만큼 유해하다고 경고했다. 프린스턴대학교에서 나온 보고서에 따르면 일본인 중에서 평생 독신이거나 이혼, 사별한 경우는 배우자가 있는 경우에 비해 사망률이 3.5배나 되었다. 친구를 사귀자! 애인을 만들자! 여기에서부터 '고맙다'는 말의 마법이 펼쳐진다.

'고맙다'는 한마디는 그야말로 '성격'을 바꾸는 마법의 한마디다. '고맙다'고 하면 암은 사라진다. 웃음과 마찬가지로 돈이 들지 않으며 통증도 가려움도 없다. 부작용 하나 없이 암이 낫는다. 고통스러운 항암제, 괴로운 방사선, 아픈 수술, 어느 것을 선택하겠는가.

'고맙다'는 한마디로 암이 낫는다면 못할 게 무언가. 100번 아니 200번이라도 말하자!

\ 의학적으로 입증된 '기'의 효과 /

야야마 의사는 '고맙다', '감사하다'는 마법의 말이 몸에 구체적으로 좋은 영향을 준다는 것을 근력 테스트로 입증했다. 대단히 고마운 일이나 고마운 사람을 떠올리면 들고 있는 팔을 아무리 내리려고 힘을 가해도 내려가지 않는다. 다음으로 부정적인 이미지나 실패한 일을 떠올렸을 때는 팔이 너무나 쉽게 내려간다. 이 확연한 차이에 놀랄 뿐이다.

검지와 엄지로 실시하는 O링 테스트도 마찬가지다. O링 테스트를 알기 쉽게 고안한 것이 근력 테스트다. 이는 '마법의 말' 이론이 생리학적으로 입증되었음을 의미한다. 야야마 의사는 '기' 연구로 인체에 주는 영향이 분명해졌다고 말했다. '기'라는 생체 에너지는 몸에 나타나는 현상과 밀접한 관계가 있다고 했다.

긍정적인 기는 ① 근육은 이완하고 ② 근력은 강화하며 ③ 호흡은 편하게 하고 ④ 혈액순환은 원활하게 한다. ⑤ 통증은 줄이고 ⑥ 뇌파는 알파파(α)와 세타파(θ) 상태가 된다. 최근 뇌과학에서는 이러한 신비한 작용을 해명하려고 노력 중이다.

기가 인체에 주는 효과

	근육	근력	호흡	혈류	통증	뇌파
기⬆	유연	증강	편함	⬆	⬇	α–θ
기⬇	강직	감약	막힘	⬇	⬆	β

자료: 이쓰카이치 쓰요시 · 야야마 도시히코, 《운명이 바뀐다 미래를 바꾼다》

"지각정보는 정보를 조절하는 대뇌변연계로 가는 입구에 해당하는 편도체에 전달되며 편도체는 기억정보를 사용하여 각 자극에 어떤 감정으로 반응할지 결정한다. 이때 편도체가 '불쾌하다'고 판단하면 바로 옆에 있는 자율신경의 중추인 시상하부에 자극이 전달되고, 심박수가 상승하거나 혈관이 수축되기도 하고 혈당이 상승하는 등 교감신경이 긴장되는 반응을 보인다."

야야마 의사의 설명대로 좋다고 생각하면 '쾌감', 싫다고 생각하면 '불쾌감'으로 몸의 반응이180도 달라진다. '고맙다'는 한마디는 전환 스위치를 '쾌감'으로 바꿔주는 마법의 버튼이다.

이미 다른 실험에서도 입증되었다. '이미지는 현실화된다(나폴레온 힐의 성공법칙), 마음은 몸의 설계도(가와다케 이론), 웃음(긍정적 감정)으로 유전자의 스위치가 켜진다(무라카미 이론)' 등이 그 예다. 그렇다면 '고맙다'는 한마디는 의학적 치유의 첫걸음인 셈이다.

제10장

파스타제 · 온습포로 몸을 정화한다

접촉요법

간단한 방법으로 몸속에 쌓인 독소를 빼내자

＼생명활동이 정체되면 질병이 온다／

나는 20대 중반에 요가를 처음 접했고, 이때 체험이 그 후 인생에 큰 영향을 주었다. 내가 만난 사람은 세계적으로도 유명한 요가 지도자 오키 마사히로(沖正弘) 선생으로, 그의 풍모에서는 말로 설명하기 어려운 풍격과 위엄이 감돌았다. 그와 만나면서 '병은 병원 밖에서도 고칠 수 있다'는 점을 깨우쳤다. 그는 보기에는 오다 노부나가(織田信長)처럼 하늘을 찌를 듯한 기백이 넘쳤으나 마음은 자애로 가득했다.

오키 선생의 강연 가운데 인상 깊은 내용이 있었다. 그는 아무 말 없이 칠판에 'IN OUT'을 크게 쓰고는 분필로 칠판을 두드리더니 배 속에서 우러나는 굵은 목소리로 "이것이 생명이다!"라고 말했다.

"잘 들어라. 넣으면 빼내라! 빼냈으면 넣어라!"

우리는 식사든 약이든 무엇이든 넣는 것만 중시한다. 그러나 오키 선생은 '넣는 일'만큼이나 '빼내는 일'도 중요하다고 강조했다. 절로 고개가 끄덕여졌다.

식사도 호흡도 에너지도 마음도 정보도 넣은 만큼 빼내야 한다. 생명이란 신체라는 그릇(용기)을 통과하는 하나의 '흐름'이다. 이 흐름이 정체하면 생명에 이상이 생기고 그것이 곧 질병임을 이해했다.

"흐르는 물은 썩지 않는다"라는 말이 있다. 이를 바꿔 말하면 "고인 물은 썩는다"라는 뜻이다. 고인 물에는 여러 부패균이 번식하고 메탄가스나

거품이 떠오른다. 자연계라는 강물의 흐름도 정체하면 부패한다. 하물며 생명활동이 정체하면 당연히 여러 가지 질병을 낳는다. 예를 들어 소화기관이라면 소화불량, 변비, 장폐색 등이 생길 것이다. 순환기관이라면 협심증, 심근경색, 뇌경색, 뇌출혈 등이 생길 수 있다.

\ 독성 배출 효과가 있는 파스타제 /

암이라는 악성 종양은 '정체(停滯)'의 대표주자라고 할 수 있다. 오키 선생은 '구도실행(求道實行)'이라는 기관지와 저작활동 등으로 구체적인 양생법, 치료법 등을 지도해왔다. 모두 고대부터 전해져온 민간계승 의료라는 점이 흥미롭다. 요가가 5,000년간이나 전승된 민중의 체험과학인 것도 그러하다. 그중 '접촉요법(接觸療法)'을 여러 차례 설명했다.

예를 들면 파스타제(pasta劑)요법이 있다. 파스타제는 '반죽한 것'이라는 뜻으로, 연고제 또는 도포제라고 생각하면 된다. 파스타제에는 토란 파스타제, 두부 파스타제 등이 있다.

두부 파스타제는 반구형태의 양배추에 으깬 두부를 넣고 후두부에 붙인다. 참으로 기묘한 모양이다. 솔직히 병이 낫겠나 싶지만 일단 베고 있으면 왠지 기분은 좋을 것 같다. 환부에 붙인 파스타제는 일정 시간이 지나면 변색하면서 악취를 풍긴다. 즉 환부로부터 체내의 독성을 흡입하는 것이다. 그야말로 'IN OUT' 민간의료의 저력을 직접 보니 놀라울 뿐이었다.

＼암은 혈액 오염(독)의 정화장치／

'경피독(經皮毒)'이라는 말이 있다. 피부는 독을 흡수하지만 배출하기도 한다.

"암은 혈액 오염(독)의 정화장치다."

자연의학의 거두 모리시타 게이이치 박사의 말이다.

"암은 개별 장기의 질병이 아니라 전신병이다."

식사요법의 아버지 막스 거슨 박사의 말이다.

동서양 자연의료의 두 거목은 암의 본질을 꿰뚫고 있다. 5,000년 이상의 역사를 자랑하는 요가이론과 똑같은 진리를 이야기한 것이다.

"잘못된 식습관으로 오염된 혈액을 방치하면 부패해 패혈증을 일으켜 급사한다. 그래서 암이 더럽혀진 '독'을 받아들여 혈액을 정화함으로써 숙주를 연명시키는 셈이다."

쉽게 말해 암의 '쓰레기통' 이론이다. 나는 이 이론에 크게 깨우친 것이 있었다. 자연계 현상에는 모두 이치가 있듯이 암 역시 생기고 싶어서 생긴 것이 아니다. 주인(숙주)을 지키기 위해 희생양이 되어 '독'을 받아

들인다. 그렇게 생각하니 암이 씩씩하게 느껴지고 사랑스럽기까지 하다.

물론 장기에 암이 생기기 전 염증이나 부종이 생기는 경우도 있는데 이는 독소(체독)가 정체되었기 때문이다. 따라서 독소를 배출하면 건강한 장기로 돌아온다.

\ 집에서 쉽게 할 수 있는 파스타제 요법 /

이 대목에서 오키 선생의 요가이론 'IN OUT'을 떠올리게 된다. 몸 밖에서 잘못된 식습관으로 독을 'IN'하는 한 암이 나을 리 없다. '쓰레기장'은 점점 커질 뿐이다. 즉 쓰레기장을 줄이려면 'IN'을 줄이고 'OUT'을 늘려야 한다.

'IN'은 지금까지 소개한 매크로바이오틱(현미정식), 단식 등의 식사요법이 해당된다. 그렇다면 'OUT'으로는 무엇이 좋을까? 민간전승의 접촉요법을 추천한다. 대표적 접촉요법으로 '파스타제 요법'과 '온습포 요법'이 있는데 이를 실시하기 전 다음 주의사항을 유념하기 바란다.

① 접촉요법을 실시하기 전에 반드시 소변을 본다.

② 식후 배가 부를 때는 삼가고 반드시 공복에 실시한다.

③ 입욕은 접촉요법을 시작하기 전에 한다(혈액순환이 안정될 때까지 30

분~1시간 기다린다).

먼저 집에서 쉽게 할 수 있는 파스타제 요법을 소개한다. 구체적인 방법은 다음과 같다.

토란 파스타제

토란 껍질은 얇게 벗기면 가려울 수 있으므로 두껍게 벗긴 다음 강판에 간다. 갈은 토란에 같은 양의 밀가루와 토란 양의 10분의 1에 해당하는 양의 생강 갈은 것을 섞어서 반죽한다. 반죽을 두께 약 1cm로 밀어서 목면 천(혹은 전통종이)으로 감싼다.

생강탕을 해서 환부에 충분히 증기를 쏘인 다음 만들어둔 토란 파스타제를 붙인다. 4~5시간 기다렸다가 파스타제가 완전히 마르기 전에 떼어낸다. 다시 생강탕으로 환부를 따뜻하게 한 다음 새 토란 파스타제를 붙인다(열기가 있으면 곧바로 파스타제를 붙인다). 토란이 가려운 사람은 감자로 대용한다.

토란 파스타제는 암 외에 부종, 내장통, 염좌, 류머티즘, 신경통 등에 효과가 있다. 특히 열나는 염증에 효과가 뛰어나다.

두부 파스타제

두부는 수분을 완전히 짜내고 곱게 으깬다. 두부 양의 10분의 1만큼 생강즙을 넣고 밀가루를 섞어서 물이 떨어지지 않을 정도로 반죽한다. 이것을 2cm 정도 두께로 밀어서 목면 천(혹은 두꺼운 거즈) 사이로 빠져나오지 않도록 잘 감싼 다음 환부에 댄다. 나머지는 토란 파스타제와 동일하다. 급성 폐렴도 이틀 만에 해열 효과가 있다.

된장 파스타제

숙변으로 인한 복통 등 변비증상에 효과적이다. 1회 분량은 대두된장 400~500g으로, 이것을 냄비에 넣고 잘 섞으면서 덥힌 다음 천에 올려 1cm 두께로 잘 민 뒤 거즈로 덮어둔다. 배꼽 부분은 전통종이로 덮고 된장 파스타제가 떨어지지 않게 잘 붙인다. 된장 파스타제 위에 삶은 곤약을 얹어두면 더욱 효과적이다. 1~2시간 지나면 떼어낸다.

메밀 파스타제

메밀가루를 그릇에 적당량 담고 미지근한 물을 부어 마요네즈보다 약간 단단하게 반죽한다. 목면에 올려 1.5~2cm 두께로 밀어서 감싼다. 배꼽 부분만 전통종이나 두꺼운 종이로 덮고 배 전체에 붙인다. 쇠뜨기를 잘게 썰어서 배에 붙이기 직전에 섞어도 좋다.

1~2시간 지나면 복수(腹水)를 흡수해서 축축해지므로 교환한다. 파스타제를 붙이기 전에 생강 온습포를 해두면 더욱 효과적이다. 교환하기 전에 생강 온습포를 해도 좋다.

비파 생잎 파스타제

비파 잎은 동양의학에서도 다양한 효과가 탁월하다고 알려져 있다. 비파 생잎 파스타제는 통증을 빨리 없애주는 효과가 있다.

비파 생잎을 3장 정도 둥글게 말아서 갈아둔다(잘게 채 썰어도 좋다). 비파 잎의 10분의 1 분량의 생강 같은 것을 넣는다. 물을 약간 넣고 밀가루를 적당량 섞어서 반죽한다. 거즈에 올려 잘 밀어서 감싼 다음 통증이 있는 곳에 붙인다. 위를 랩으로 감싸서 젖지 않도록 처치한 다음 삼각건 등으로 감싼 뒤 움직이지 않도록 고정하고 쉰다.

\ 집에서 쉽게 할 수 있는 온습포 요법 /

이번에는 접촉요법에서 빠질 수 없는 온습포 요법을 알려주겠다. 이 요법은 환부를 덥혀서 통증과 염증, 암을 다스리는 방법이다.

'암을 고치는 것은 웃음, 식생활 개선, 따뜻하게 하기'라며 아보 교수는 몸을 따뜻하게 하는 것이 얼마나 중요한지 강조했다. 이시하라 의사 역시 "몸을 데우면 병은 반드시 낫는다"라고 했으며, 모리시타 박사도 "냉증은 가장 큰 적이다"라고 했다. 이처럼 온열요법이 만병을 다스린다는 것은 이미 의학계의 상식이다.

곤약 온습포

서서히 몸속까지 따뜻해지는 곤약 온습포는 가정에서 가장 쉽게 할 수 있다. 먼저 곤약 두 모를 약 10분간 삶은 다음 수건 2~3장으로 감싼다. 배와 오른쪽 겨드랑이(간장) 위에 올려둔다. 약 10분간 덥히고 차가운 수건으로 닦는다. 한 번 삶은 곤약은 1시간 정도는 따뜻하므로 다시 신장(등의 허리에서 3cm 정도 위에 있는 척추 양옆)에 약 30분간 얹어둔다.

마지막으로 차가운 수건으로 가볍게 닦아낸 다음 안정을 취한다. 다 사용한 곤약은 물이 든 용기에 담아 냉장고에 보관해두면 반복해서 삶아 작아질 때까지 몇 번이고 사용할 수 있다.

곤약 온습포는 암, 위장병, 감기, 발열, 만성 질병, 고혈압, 신장병, 간장병, 당뇨병, 피로, 결핵 등에 효과가 있다. 체내의 독을 빼내면서 장기를 따뜻하게 하고 신진대사를 촉진하며 간과 위에 온자극을 주어 활발히 움직이게 하므로 전신 강장, 피로해소에 좋다. 이뇨작용도 활발해진다.

생강 온습포

준비물은 뿌리가 남아 있는 생강 150g(향이 강한 것), 강판, 물 약 3리터, 목면, 두꺼운 수건 4장(혹은 비치타월 2장), 철대야(물 3리터가 들어갈 만한 크기), 온도계다.

생강 온습포는 공복일 때 해야 한다. 그리고 온습포 전후는 탕에 들어가지 않는다. 다음 날은 새로 준비한 생강탕으로 습포를 실시한다. 생강 온습포를 하는 과정은 다음과 같다.

① 준비한 생강을 껍질째 간다.

② 천주머니에 담는다.

③ 철대야에 준비한 물을 붓고 약 70℃까지 데운다.

④ 생강주머니를 넣고 즙을 내서 생강탕을 만든다.

⑤ 탕은 70℃에서 온도가 내려가지 않도록 약한 불(펄펄 끓이면 효소가 죽어서 효력이 사라진다)로 유지한다.

⑥ 두꺼운 수건을 2장씩 겹쳐서 2개 만든다(혹은 비치타월을 잘 개서 2개). 수건을 교대로 생강탕에 담근 뒤 꼭 짜서 환부에 습포한다. 식으면 교환한다. 이것을 반복하는데 모포를 덮어서 체온이 식지 않도록 주의한다.

⑦ 약 20분 간격으로 7~8번 교환한다. 다만 몸이 약해진 환자는 쉽게 피로를 느끼므로 시간을 줄인다. 아이들은 약 10분간이 적당하다. 배 속까지 따뜻해져 점차 편해진다.

⑧ 마무리로 차가운 수건으로 가볍게 닦아낸다. 그러면 세포에 탄력을 주어 혈액순환을 원활하게 한다. 환자가 차가운 수건을 거부하면 억지로 하지 않는다.

"진심에서 우러나는 접촉요법은 병에까지 기가 들어가 환자를 편안하게 해서 큰 효과를 볼 수 있다. 형식상 억지로 해서는 효과가 크지 않다. 불치병에서 목숨을 구하는 일도 정성으로 간호하는 마음이 있어야 가능하다. '나았다'는 실제 사례가 그 증거다. 남은 생강탕으로 족욕을 하면 무좀도 사라지고 혈액순환을 원활하게 해서 피로가 가신다. 암이나 다른 병으로 고생하는 환자나 만성질환자는 생강탕이 독소를 빼내 검게 될 정도다."

《가정에서도 할 수 있는 자연요법》의 저자 도조 유리코 씨는 이렇게 열변을 토했다. 상냥하게 말을 걸며 습포를 교환하는 보호자의 애정 어린 모습이 온습포 요법에 상승효과를 더할 것이다.

비파 생잎 온뜸

먼저 비파 생잎(어린잎이 아니라 두껍고 짙은 녹색 이파리) 위에 8장으로 접은 무명을 겹친다. 그 위에 특수한 쑥뜸용 '쑥'을 올리고 불을 붙여 환부를 압박한다.

이것은 '지압·비파 잎의 약효·뜸' 세 가지 효과를 동시에 얻을 수 있다. 불치병, 특히 암에 효과가 좋다. '암에 특효가 있다'고 미국에서 큰 평판을 얻은 비타민 B_{17}이 비파 잎에 다량 함유돼 있다.

비파 잎의 약효는 부처님이 비파 잎을 불에 그슬려 환부에 대는 치료법을 가르쳐주면서 알려졌다. 이로부터 비파 잎 요법은 불교와 함께 민간에 전해왔다.

비파 잎 온뜸은 뜸에서 생기는 열로 비파 잎에 있는 비타민 B_{17}을 분해해 암세포를 파괴한다. 모르핀으로도 막을 수 없는 말기암 환자의 통증도 없애준다.

＼제약자본이 뿌리째 뽑아버린 민간요법／

파스타제 요법이나 온습포 요법을 처음 접하는 사람도 있을 것이다. 나처럼 첫인상은 대부분 '기묘한 짓'을 한다며 의아하게 느끼지 않을까?

그도 그럴 것이 전후 미군이 점령한 일본에서 이러한 민간전승 의료를 의도적으로 근절했기 때문이다. 그 이유를 간단히 설명하면, 세계를 지배하는 대형 석유업체와 그 산하에 있는 제약자본이 항암제 이권을 독점하려고 자연요법을 묵살하는 동시에 말살해왔기 때문이다. 그리고 연간 약 15조 엔이나 되는 암 이권을 독점했다. 그들은 식사요법이나 접촉요법 등으로 '저렴하고' '쉽게' 암이 나으면 안 되었다. 그래서 의학교육에서도, 대중매체에서도 자연요법을 추방해버렸다.

이러한 배경을 모르니 보통 사람들은 파스타제 요법이나 곤약 온습포 등을 처음 접할 때 당연히 의아해한다. 그것도 고학력자일수록 기묘하고 미신처럼 보일 것이다.

"고학력자일수록 안 통한다." 말기 악성 림프종에서 완벽하게 살아 돌아온 곤도 마치코 씨는 안타까운 심경을 토로했다. "학력이 높을수록 의사를 맹신하고 대체요법은 거들떠보지도 않는다. 하지만 나는 파스타제 요법에서 온습포 요법까지 무엇이든 했다." 이렇게 탁월한 효능이 몇 개월 시한부 말기암에서 그녀를 구했다.

반면에 민간요법을 경멸한 친구들은 항암제와 방사선, 수술에 매달리다가 모두 저세상으로 떠났다. 나 역시 몇 명이나 되는 '지성인' 친구를 암으로 빼앗겼다.

민간계승 의학은 체험과학이 입증해준다. 효과가 있으니 후대에까지 전해진 것이다. 수백, 수천 년이나 '인체실험'을 반복해온 압도적인 의학적 근거도 있다.

그런데 의사도 환자도 맹신해온 항암제는 어떤가? 미국 정부는 1971년부터 항암제를 시작으로 하는 3대 요법에는 효과가 없다며 백기를 들고 말았다(OTA 보고서). 이러한 진실을 알아도 파스타제 요법을 '미신'이라고 깔보겠는가.

이와 관련해 앞에서 소개한《가정에서 할 수 있는 자연요법》은 일반 서점에 나오지 않고 선전도 하지 않았다. 독자에서 독자로 전해지며 75만 부가 세상에 나가 사람에서 사람으로 전해졌다. 민간전승은 정말 대단하다. 오류투성이 현대의학이 아무리 탄압해도, 대중매체가 묵살해도 진실은 사람의 입에서 입으로 전달된다.

양심 있는 정치가, 후생노동성 관료 그리고 병원관계자에게 호소한다.

온습포 요법, 파스타제 요법, 비파 잎 온뜸 등을 현재 병원치료에 도입하길 바란다. 고통받는 사람들에게 효험이 있다는 것은 수백, 수천 년의 체험전승에서 비롯된 진실이기 때문이다.

\ 자연요법 책으로 몸과 마음을 되찾다 /

다음은 나고야시에서 사는 야마자키 데루코 씨가 접촉요법을 실천하여 건강을 회복한 이야기다. 그의 체험기가 백 마디 말보다 설득력 있게 다가올 것이다.

전신이 암으로 뒤덮여 온몸의 구멍과 모공에서 피가 뿜어져 나오고 통증이 두개골까지 치받혔다가 빠져나가지 못하고 다시 온몸을 휘달렸다. 마치 면도칼로 살을 베는 듯 고통스러웠다. 그런 와중에 친구에게서 《자연요법》이라는 책을 선물받고 정신없이 읽은 다음 바로 실행에 옮겼다.

독신이었으므로 의지할 사람도 없었다. 비파 잎도 기어 다니듯 하며 이웃 분에게 겨우 얻었다. 왼손은 움직이지 않았으므로 오른손으로 비파 잎을 둥글게 말아서 겨우 갈았고 생강도 갈아서 섞었다. 밀가루를 넣고 파스타제를 만들어 통증이 심한 등과 허리, 척추에 붙였다. 통증과 피로 때문에 앉아 있기도 힘들어 자면서 습포를 했다. 한 시간쯤 지나자 통증이 완화되었다. 그리고 7개월 만에 통증이 사라졌다.

나는 《자연요법》의 내용을 한 글자라도 놓칠세라 읽고 또 읽으며 책에 적힌 대로 식생활을 실천했다. 식욕도 없고 살아갈 기력도 모두 잃었을 때 접촉요법과 식양으로 살아갈 힘을 얻었다. 당시 나는 전신이 새까맣고 보랏빛과 초록빛을 띠며 붉은색이 전혀 없는 해괴한 모습이었다.

지금은 보통 사람과 똑같은 얼굴이 됐고 건강해졌다. 오로지 《자연요법》이라는 책 한 권으로 몸과 마음을 모두 되찾을 수 있었다.

제11장

이미지가 암을 잡는다

이미지요법

긍정적인 마음이 암을 물리친다

＼이미지가 현실에서 이루어진다／

"이미지는 현실화된다!"

이 진리를 설파한 사람은 의학 분야의 인물이 아니다. 성공학의 대부라고 불리는 나폴레온 힐이다.

나폴레온 힐은 동서고금의 성공했다는 사람을 철저히 분석하여 '성공법칙'을 연구했다. 그 결과 발견한 공통점이 바로 '이미지를 현실에서 이루어냈다'는 점이다.

모든 성공한 사람은 우선 성공한 자신을 자세히 상상한다. 그리고 그 이미지가 그를 성공으로 향해 가는 원동력이 되어 눈을 떠보니 상상이 현실에서 이뤄졌다는 것이다. "성공한 자신의 모습을 늘 떠올려라! 그러면 현실은 상상에 가까워진다"라는 나폴레온 힐의 성공철학은 성공학 분야에서는 황금률이 되었다.

그렇다면 어떻게 이미지를 현실화해간다는 것일까?

우리는 오감으로 현실을 지각한다. 여기에 '기'의 직감을 더하면 육감이 된다.

인류에게는 상상력이라는 능력이 있다. 이는 육감을 이미지 세계에서 감지하는 능력이다. 과거의 기억이 그러하며 미래의 예지가 그렇다. 기억능력, 예지능력은 만물의 영장에게 하늘이 주신 고도의 능력이다.

물론 동물에게도 이러한 능력이 있다. 그러나 뇌가 발달한 인류는 이들 기억과 예지를 생생한 이미지로 뇌 안에 그려낼 수 있다. 이른바 가상현실(virtual realty)이다. 이 능력은 과거의 체험을 학습하여 미래의 체험에 대비하는 데 필요하다.

인체의 생리 시스템은 마음속 이미지(공상현실)를 향해 자동으로 태세를 갖춘다. 맛있는 음식을 상상하면 침이 분비되고 소화기관이 움직인다. 유명한 파블로의 조건반사를 보라. 실험 개는 먹이를 주기 전에 종을 울리기만 해도 침과 위액을 분비시켰다. 개가 종소리를 듣고 먹이를 상상했기 때문이다.

나폴레온 힐은 이러한 상상의 힘에 눈뜬 것이다. 성공한 사람을 상상한 사람은 성공한 사람처럼 행동하게 된다. 반사적으로 성공한 사람과 똑같이 노력한다. 그러면 싫어도 그는 성공을 거머쥔다. 스포츠에서 이미지 트레이닝을 하는 것도 같은 이치다.

＼질병의 정체는 부정적인 이미지／

이렇듯 이미지는 대단한 작용도 하지만 무시무시한 작용을 할 때도 있다. 뇌를 정밀한 컴퓨터에 비유한다면 이미지는 소프트 프로그램이다. 성공 소프트웨어를 입력하면 컴퓨터는 성공 실현을 향해 상세한 프로그램을 산출해낸다. 실패 소프트웨어를 입력하면 반대 현상이 생긴다.

예를 들어 대인공포증과 같은 강박신경증이 있어 타인 앞에만 서면 긴장해서 말문이 떨어지지 않는다. 그러면 '사람 앞에 서면 긴장한다'는 이미지가 본인 머리에 생생히 입력되고 타인 앞에 서면 프로그램에 전원이 켜진다. 생리 시스템은 충실하게 소프트웨어에 따라 작동한다. 심장은 두근거리고 얼굴은 새빨개진다. 손에는 땀이 흥건해진다.

질병도 이렇게 부정적 이미지 프로그램이 작동한 것이라고 볼 수 있다. 병이란 기가 병드는 것이다. 기는 생명 에너지인데 생명 에너지가 병들면(미치면) 심신이 조화를 잃는 것은 당연한 일이다. 병의 본질을 글자에 담은 선조의 지혜에 감복할 따름이다. 즉, 자신의 과거·현재·미래에 대해 좋은 이미지를 유지하는 사람은 병에 걸리지 않는다. 기가 병들지 않기 때문이다.

\ 감사는 희망으로, 증오는 절망으로 /

좋은 이미지는 한마디로 감사, 즉 긍정의 마음이다. 고맙다는 말이 '기적을 일으킨다'고 앞에서 소개했다.

긍정의 마음은 나중에 쓴 바와 같이 치유의 쾌감호르몬인 엔도르핀을 분비해서 부교감신경을 우위에 서게 하여 NK세포 등 면역세포를 증가시킨다. 나아가 감동호르몬인 도파민을 분비해서 심신이 고양되고 희망이 생겨 행동으로 연결된다.

나쁜 이미지는 증오, 즉 부정의 마음이다. 피동적이고 소극적인 사람은 능동적이고 적극적인 사람보다 암 사망률이 77배나 높다고 했다. 아이젱크 교수의 연구는 마음에 그리는 부정적 이미지가 어떻게 암의 원인이 되는지를 역력히 입증했다.

아이젱크 교수에 따르면 '자율성'이란 행복이 몸 안에서 끓어오르는 실감이라고 했다. 그야말로 행복 이미지가 암을 퇴치하는 것이다. 또 아이젱크 교수는 암이 생기기 쉬운 피동적이고 소극적인 유형에 행동요법을 실시해 자율성이 높은 타입으로 바꾸어 46%였던 암 사망률을 10분 1 이하인 4%로 떨어뜨리는 데 성공했다.

세 살 버릇 여든까지 가니까 성격은 변하지 않는다고 흔히 생각한다. 그러나 성격은 바꿀 수 있다. 암을 극복한 사람은 모두 그랬다. 바꿔 말하면 그들은 성격을 바꿔서 암을 극복한 것이다.

＼ 명상도 이미지요법이다 ／

"나는 바다 근처에 살아서 해변까지 걸어가 제방 위에서 아침 햇살을 받았다. 심호흡과 체조를 하며 아침 햇살이 몸을 건강하게 만들어준다고 상상했다. 태양을 몸 안으로 받아들여 몸속의 독과 암을 전부 배출한다.

무슨 소리냐고 할지 모르지만, 그렇게 해서 암이 낫는다고 상상했다. 그리고 즐겨 듣는 민요를 불렀다. 복식호흡으로 배에 힘을 주면서 큰 소리로 불렀다."

《나는 행복한 암환자입니다》의 일부분이다. 이 책에는 암을 극복한 15명의 체험기가 실려 있는데, 여기에 소개한 것은 마음가짐을 철저히 전환하여 간암 전이를 극복한 이마이 마사토 씨(69세)의 체험기다.

이마이 씨는 직장암 3기에서 간으로 전이되는 고통 속에서 완치해냈다. 암의 원인은 직장에서 받은 스트레스였다. 인간관계가 복잡하게 얽히면서 스트레스를 받은 것이다.

그는 당시 초조하면 담배와 설탕이 들어간 음식, 술집을 찾았다. 더욱이 술안주는 돈가스 꼬치, 닭껍질 튀김, 불고기 등으로 폭음에 폭식까지 했다. 암이 생기지 않는 게 더 이상한 생활이었다.

그는 암을 극복하려고 '마음가짐의 전환'을 목표로 삼았다. 직장에서 직급도 바꾸었다. '마음에 나쁜 것'은 철저히 외면했다. 밤에 잠이 오지 않을 때는 좌식의자에 앉아 명상에 전념했다. 마음의 안정을 도모한 것이다. 그는 자기 경험을 이렇게 소개했다.

"처음에는 잡념이 생기지만 익숙해지면 머리를 텅 비게 할 수 있다. 아무것도 생각하지 않는 게 좋다. 암도 생각하지 않는다. 그러는 동안 잠든다."

명상요법도 이미지요법 중 하나라고 할 수 있다. 인간의 생리는 오감에 좌우된다. 눈앞에 맛있게 차려진 음식이 있으면 침이 분비되고 식욕이 넘친다. 좋아하는 사람과 함께 있으면 마음이 편하고, 싫어하는 사람과 함께 있으면 초조해지고 화가 난다.

이러한 쾌감·불쾌감은 이미지로도 불러일으킬 수 있다. 좋아하는 사람을 상상하면 쾌감호르몬인 엔도르핀이 분비되고 싫어하는 사람을 떠올리면 불쾌호르몬인 아드레날린이 분비된다. 이는 다른 말로 '분노의 호르몬'이라고 한다.

다시 말해 독사가 내뿜는 독의 2~3배나 되는 맹독물질이 싫어하는 사람을 떠올리기만 해도 생겨서 몸 안을 떠돌아다닌다. 사람을 싫어하거나 증오하는 감정은 독사보다 강한 독을 발생시키므로 결국 자기 자신에게 상처를 준다.

＼명상요법으로 면역력이 향상되다／

'명상요법'은 마음을 비움으로써 감정의 기복을 가라앉히는 것이다. 그러면 심신은 가장 최적한 생체항상성 상태로 안정된다.

의료 저널리스트 이마무라가 쓴 《자연요법이 암을 낫게 한다》는 책을 보면, 암이 전이된 한 유방암 환자의 명상요법 결과가 흥미롭다.

명상요법을 받지 않은 그룹 A와 받은 그룹 B 사이에는 2배 이상 차이가 났다(스탠퍼드대학교 연구팀). 겨우 1년 정도 명상요법을 실시한 것만으로 이만큼 차이가 난 것은 '명상'이 환자의 면역력을 경이적으로 향상시켰기 때문이다.

요가, 선을 시작으로 하는 모든 종교가 명상을 강조한다. 생리과학적 특성을 이들 종교의 창시자나 포교자들은 감지했기 때문이리라.

\ 긍정적 이미지가 NK세포를 늘린다 /

예수 그리스도는 유명한 산상설교에서 "네 이웃을 사랑하라"라고 말씀하셨다. 다시 말하면 증오는 유독 호르몬인 아드레날린을 분비시키고 고뇌의 고통을 일으킨다는 것을 예수는 알고 있었던 것이다. 그야말로 성인의 직감이다.

뇌의 정보처리 시스템은 간단하다. 뇌 양쪽에는 편도체가 있다. 시각, 청각 등 지각정보로 들어온 정보를 좋고 나쁨에 따라 선별해 좋은 쪽의 편도체, 싫은 쪽의 편도체로 양분한다.

좋은 쪽의 편도체를 자극한 지각정보는 엔도르핀을 분비하므로 쾌감을 느낀다. 이는 생체를 편안하게 만들고 부교감신경을 자극해 면역세포인 림프구를 증가시킨다. 대표주자가 NK세포다. NK세포는 몸 안을 순찰하며 발견한 암세포를 세포막을 뚫고 들어가 공격하여 즉사시킨다.

암세포를 공격하는 NK세포

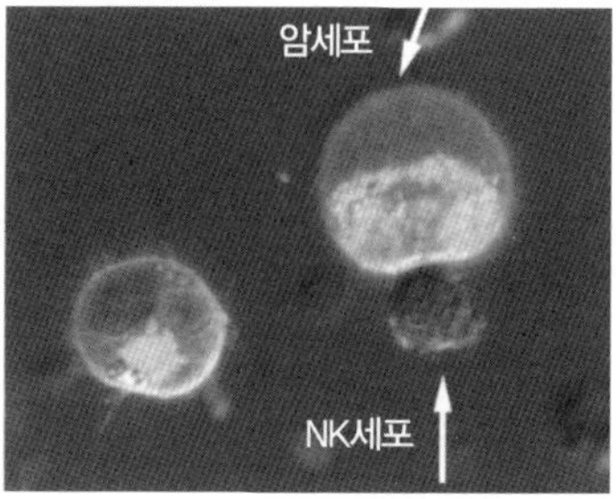

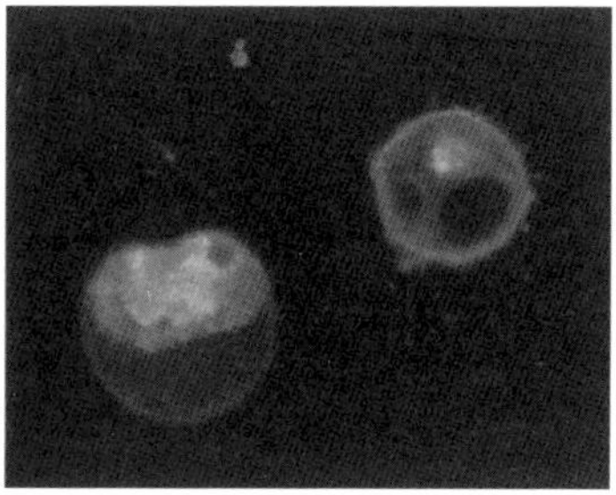

왼쪽 사진은 NK세포가 자신보다 큰 암세포에 들러붙어 공격하는 모습이다.
오른쪽 사진은 사멸한 암세포가 붉게 물들어 있는 모습이다.

* 자료: 후나세 슌스케, 《항암제로 살해당하다 ②-웃음의 면역학편》

다음은 NK세포가 자기보다 4배나 큰 암세포를 위아래로 공격하는 모습을 찍은 것이다. 암세포는 NK세포의 공격으로 모두 사체가 되어 떠다닌다. 암세포 사체는 효소로 신속히 분해되어 소변으로 배출된다.

이것이 암이 사라지는 과정이다. 간혹 "암이 사라졌다고? 믿을 수 없다!"며 소란을 떠는 의사가 있는데 정말 무지하기 그지없다. 이 의사들은 NK세포가 암을 공격했다는 것은 물론 NK세포의 존재조차 모른다. 그들은 대학 의학부에서 배운 150여 년 전의 '암세포 무한증식론(피르호의 학설)'을 여전히 맹신하고 있다.

국제적으로 의학교육이 왜 NK세포의 암 공격 시스템을 가르치지 않을까? 그것은 면역세포가 암세포를 사멸시킨다는 것을 환자가 알면 안 되기 때문이다. 암세포를 공격하는 것은 항암제이며 수술이 아니면 치료가 안 된다고 해야 한다. 또 암을 고치는 것은 의사이고 병원이라는 것을 환자에게 주입해야 매출이 오르기 때문이다.

"세 시간 웃었을 뿐인데 NK세포가 6배나 늘었다."

이것은 시바타클리닉의 이타미 의사가 실시한 '웃음실험'의 결과다. 웃음이야말로 긍정적 이미지의 발로라고 할 수 있다. 신나는 일을 그리므로 웃는 것이다. 싫은 일을 떠올리면 웃을 수 없다.

이러한 마음과 몸의 상관관계를 동양에서는 심신일여라고 설파해왔다. 그리고 서양의학계에서도 마침내 정신신경면역학으로 확립했다. 그런데 암환자는 대부분 담당 의사에게서 '암은 낫지 않는다'는 이미지를 받게 된다.

"병원에서는 암의 원인을 찾아내 배제하는 치료를 하지 않으므로 낫지 않는 것이 당연하다."

"의사는 암을 고칠 자신이 없으며 재발을 막는 유효한 방법도 모른다. 의료기술이 진보했다고 하지만 암에 대해서는 포기상태다."

"초기 암 말고는 이미 늦었다고 생각한다. 그래서 수술 후 재발·전이되면 가망이 없다며 포기해버린다."

이상은 이즈미회 나카야마 회장의 말이다. 그의 말대로 의사는 환자와 그 가족에게 암은 낫지 않는다고 알린 다음 치료한다. 그중에는 정중하게 '○개월 시한부'라며 사형선고를 해주는 친절한(?) 의사까지 있다.

의사가 환자에게 던진 '○개월 시한부'라는 죽음의 이미지는 그대로 환자 마음에 각인되고 생리작용은 그 이미지에 따라 프로그래밍된다. 그리하여 정말로 이미지가 현실에서 이뤄지는 날이 온다. 그것도 최악의 상황으로.

\ 이미지요법으로 암환자를 치료하는 의사 /

"긍정적인 이미지가 암을 극복한다!"

이것을 세계에서 가장 먼저 도입한 것이 사이먼튼요법이다. 사이먼튼 의사는 이미지요법의 대표주자다.

그는 원래 미국의 방사선 치료 전문가였다. 그런 그가 독자적으로 정신치료효과에 주목하기 시작했다. 1970년대에는 그 효과에 의학계가 주목했다. 캘리포니아주에서는 지금도 사이먼튼암센터에서 이미지요법을 실시한다. 이미지요법에는 두 가지 유형이 있다.

하나는 '적극형'이다. 환자가 암을 얼음귀신으로, 자신의 면역세포(NK세포)를 찬란하게 비추는 태양광의 광분자라고 상상한다. 광분자가 암 종양을 녹여가는 모양을 마음에 또렷이 그린다.

또 하나는 '온건형'이다. 평화롭고 즐거운 풍경을 상상한다. 암을 공격하는 이미지는 아니지만 암에 대한 불안감, 두려움 등이 해소된다. 아드레날린이 분비되던 것이 점차 엔도르핀으로 바뀌어 결과적으로 NK세포가 증가하고 암 종양은 작아지는 것이다.

이 두 가지 이미지요법은 가끔 긴장 완화, 명상, 최면 등과 함께 실시한다. 긴장 완화는 호흡으로 몸의 긴장을 푸는 것이다.

그런 이미지만으로 암이 나을 리 없다며 냉소를 짓는 의사도 많으리라. 그런데 실제로 사이먼튼암센터에서는 4년 동안 의학적으로 치료 불가능하다고 포기한 말기암 환자 159명에게 이미지요법을 실시하여 63명이 살아 있다. 진단을 받고 나서 평균 생존일수는 24.4개월인데 같은 병을 앓는 환자의 평균 생존일수는 12개월이므로 이미지요법으로 2배 이상 생명을 연장한 셈이다.

나아가 말기 유방암 환자(33명)는 평균 35개월 생존했는데 일반 환자가 16개월인 것에 비하면 2.2배나 생존한 것이다. 대장암(38명)도 약 2배, 폐암(24명)도 2.3배 생존율을 보였다.

사이먼튼 의사는 이미지요법이 통상요법(항암제·방사선·수술)의 보완요법이라는 견해를 취해왔다. 그러므로 이들 암환자들은 항암제, 방사선, 수술 등도 병행했다. 그래도 이미지요법은 생존기간을 2배 이상 연장해 주었다.

만약 3대 요법을 거부하고 식사요법이나 웃음요법, 운동요법 등을 병행했다면 생존율은 더욱 뛰어난 차이를 보이며 향상됐을지 모른다.

말기암 환자의 평균 생존월수

	사이먼튼요법의 환자	일반 환자
유방암	35개월(33명)	16개월
대장암	21개월(38명)	11개월
폐암	14개월(24명)	6개월

※ 사이먼튼요법으로 말기암 환자도 2배 이상 생존하였다.
* 자료: 이마무라 고이치, 《자연요법이 암을 고친다》

패트리샤 노리스 의사가 진행하는 이미지요법은 미국다워서 흥미롭다. 패트리샤 의사가 수술이 불가능한 말기 뇌종양으로 고통받는 아홉 살 소년에게 지도한 내용을 소개한다.

그 소년은 〈스타트렉〉과 같은 우주전쟁 드라마를 매우 좋아해서 그것을 이미지요법에 도입했다. 즉 소년은 암을 태양계를 침입한 외계인으로

삶에 대한 태도와 치료효과의 관계

반응자의 경우 / 환자의 태도	우수	양호	보통	불량	합계
매우 소극적	0	0	0	2	2
소극적	0	2	14	17	33
보통	0	34	29	3	66
적극적	11	31	0	0	42
매우 적극적	9	0	0	0	9
합계	20	67	43	22	152명

※ '마음가짐'이 적극적인 사람일수록 이미지요법 효과도 높다.
* 자료: 오비쓰 료이치 편저, 《암을 고치는 대사전》

삼아 공격하는 지구방위군 파일럿이 됐다. 공격기에 탄 소년은 레이저 건(백혈구)이나 공중어뢰(면역기구)를 구사하여 암을 공격했다. 소년은 이차원 드라마 속에서 암 공격에 열중했다. 그리고 1년 3개월 후 믿지 못할 일이 벌어졌다. 뇌종양이 완전히 사라진 것이다!

이 사례에서 알 수 있듯이 이미지요법도 그 사람에게 꼭 맞는 이미지로 실시하는 것이 최선의 효과를 올릴 수 있다. 한마디로 좋아하는 이미지 속에서 즐기는 것이 중요하다.

일본의 사이먼튼요법 1인자는 곤도 히로시(近藤裕) 의사다. 곤도 의사에 따르면 삶에 대한 태도가 적극적인 사람은 치료성적도 뛰어나다고 한다(152명 대상).

\ 마음이 유전자를 바꾼다 /

이미지요법은 궁극적인 생명과학의 문을 열 것이다. 무라카미 박사는 웃음이 유전자(DNA)를 바꾸는 것을 세계에서 처음으로 입증한 분이다. 웃는 피험자의 유전자를 상세히 확인했더니 유전자 23개에서 스위치가 켜졌다. 이것은 '웃음 → 기분 → 마음'으로 유전자를 바꾸는 것을 입증한 것이나 다름없다. 즉 이미지가 유전자를 바꾼 셈이다.

사람은 '이미지=생각한 대로' 생리적 변용을 한다. 여배우 유미 가오루 씨는 60세가 다 되었는데도 마치 소녀인 듯 동안이다. 그녀가 항상 자신을 '젊다'고 이미지 메이킹하기 때문이다. 동년배 중 할머니처럼 보이는 여성은 무의식중에 자신을 '늙었다'고 여기기 때문이다.

자기 자신을 젊다고 생각하면 젊은 쪽으로 유전자 스위치가 켜지고 생리적으로 젊음을 유지한다. 늙었다고 생각하면 유전자는 노화 쪽 스위치를 켠다.

암도 마찬가지다. '낫는다'는 이미지와 '안 낫는다'는 이미지는 생리 메커니즘의 진행방향이 180도 달라진다. 말 그대로 이미지는 현실에서 이뤄진다.

맺음말

암은 낫는 병이다

나고야의 이즈미회는 95%라는 경이적인 생존율을 자랑한다. 이 모임의 나카야마 회장은 50대 중반에 악성의 경성 위암이 재발해 위의 대부분을 제거하는 큰 수술을 받았다. 그때 담당의사는 냉혹하게도 이렇게 선언했다.

"6개월 이내에 재발하며 살아날 확률은 3만 명에 1명입니다."

보통은 충격으로 드러누울지 모른다. 그러나 나카야마 회장은 달랐다.

"암 따위로는 안 죽어!"

제일 먼저 좋아하는 담배를 끊었다. 고기도 생선도 유제품도 모두 끊고 현미·채식 하나로 정했다.

나카야마 회장은 경영하던 가전판매점을 축소하면서까지 규칙적인 생활을 했다. 그리고 20년 이상 지났는데도 매우 건강하며 감기도 잘 걸리지 않는다. 만나면 늘 웃는 얼굴이고 목소리도 쩌렁쩌렁하다. 악수할 때도 힘차게 흔든다. 몇 시간이나 걸리는 강연도 거뜬히 해낸다.

이즈미회는 1990년 설립됐다. 한 암환자 세미나에 참석한 것이 계기가 되었다. 참가자 모두 어두운 표정이었다. 대화에도 비장함이 감돌았다. 그 무거운 분위기 속에서 나카야마 회장이 일어서 외쳤다.

"저를 보십시오! 지금은 혈색이 좋지만 예전에는 의사한테 가망 없다는 소리까지 들은 환자였습니다. 암은 감기와 같은 병입니다. 누구나 걸릴 수 있습니다. 자기 면역력이 저하됐기 때문입니다."

나카야마 회장의 이야기는《아에라(AERA)》라는 잡지의 '시한부 선언을 극복한 사람들' 편에 소개되었다. 이 잡지는 "조기 발견, 조기 치료 말고는 나을 수 없다던 통념을 뒤엎고 말기암에서 살아 돌아온 사람들이 있다"라며 경탄했다.

나카야마 회장은 그날을 전환점으로 '암은 낫는다!'는 상식을 알리는 활동을 시작했다. 이렇게 이즈미회가 탄생했다.

이즈미회에서는 특정한 대체요법, 건강법, 건강식품 등은 전혀 권하지 않는다. 환자 회원에게 추천하는 것은 오로지 '마음가짐, 식생활 개선, 운동 부족 개선'이라는 세 가지뿐이다.

단지 이것만으로 약 95%라는 경이적인 생존율이 나온 것이다. 평소 건강한 사람의 생존율과 큰 차이가 없다. 암환자학연구소 가와다케 후미오 대표도 같은 성과를 올렸다.

반면 각지에 있는 암센터나 대학병원 등 최첨단 치료를 실시하는 의료기관에서 펼쳐지는 참상을 보라! 당신 주변에 있는 암환자 가운데 살아

난 사람이 얼마나 있는가? 이들 의료기관은 통원 및 입원 암환자의 생존율을 공개해야 한다. 아마 그 수치가 너무 낮아서 국민은 경악하며 낙담할 것이다.

그곳에서는 여전히 맹독 항암제·방사선·수술만 할 뿐이고 암환자 중 약 80%는 중대 부작용으로 살해당한다. 이것으로 생존율은 큰 폭으로 떨어진다. 그들은 '마음가짐, 식생활, 운동, 생활습관 개선'이라는 진짜 암치료는 완전히 무시한다.

따라서 환자의 자연치유력(면역력)은 쇠약해지고 3대 요법에 따른 자극으로 암은 악성화되어 무시무시한 속도로 암 사망자가 속출한다. 이리하여 생존율은 한없이 0%에 가까워진다. 당신은 이즈미회의 95%와 병원의 0% 가운데 어느 쪽을 선택하겠는가?

남한테 맡기지 말고 암은 낫는 병임을 깨우쳐 스스로 고치겠다고 결의하라. 완전히 치유된 선배들의 체험을 배우고 실천해보라. 항암제·방사선·수술의 지옥과 같은 고통에 비하면 이쪽은 천국과 같이 즐겁다.

이 책에서는 절대로 병원에 가서는 안 된다는 말을 하는 게 아니다. 현대의학 현장에도 진실에 눈뜬 양심적 의사는 많다. 이 책을 읽고 반발하지 않는 의사라면 신뢰해도 좋다. 그들은 3대 요법의 위험성과 대체요법의 우위성을 이해하고 있기 때문이다. 이 책이 당신 눈앞에 있는 의사가 '안전한가' 아니면 '위험한가'를 시험하는 리트머스 시험지가 되어줄 것이다.

그리고 암으로 고민하는 지인, 친구, 가족에게도 이 책을 살짝 건네자. 대중매체의 정보, 의학정보로 세뇌된 당신의 소중한 사람이 지옥의 문을 열려고 한다. 이 한 권이 지옥과 천국의 갈림길을 제시해줄 것이다.

생명은 하나뿐이다. 무엇과도 바꿀 수 없을 만큼 소중한 생명을 구하는 데 이 책이 도움이 되길 기원한다.

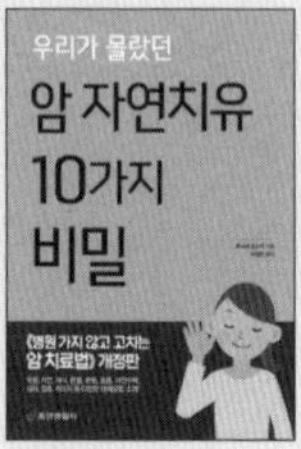

우리가 몰랐던 암 자연치유 10가지 비밀 〈최신 개정판〉

초판 1쇄 발행 | 2018년 3월 15일
초판 3쇄 발행 | 2021년 10월 20일
개정초판 1쇄 인쇄 | 2024년 6월 20일
개정초판 1쇄 발행 | 2024년 6월 25일

지은이 | 후나세 슌스케(船瀬俊介)
옮긴이 | 이정은(JeongEun Lee)
펴낸이 | 최점옥(JeomOg Choi)
펴낸곳 | 중앙생활사(Joongang Life Publishing Co.)

대 표 | 김용주
책임편집 | 이상희
본문디자인 | 박근영

출력 | 삼신문화 종이 | 에이엔페이퍼 인쇄 | 삼신문화 제본 | 은정제책사

잘못된 책은 구입한 서점에서 교환해드립니다.
가격은 표지 뒷면에 있습니다.

ISBN 978-89-6141-326-8(03510)

원서명 | 病院に行かずに「治す」ガン療法

등록 | 1999년 1월 16일 제2-2730호
주소 | ㉾ 04590 서울시 중구 다산로20길 5(신당4동 340-128) 중앙빌딩
전화 | (02)2253-4463(代) 팩스 | (02)2253-7988
홈페이지 | www.japub.co.kr 블로그 | http://blog.naver.com/japub
네이버 스마트스토어 | https://smartstore.naver.com/jaub 이메일 | japub@naver.com
♣ 중앙생활사는 중앙경제평론사 · 중앙에듀북스와 자매회사입니다.

※ 이 책은《병원 가지 않고 고치는 암 치료법》을 독자들의 요구에 맞춰 새롭게 출간하였습니다.